図解 百歳まで歩く

JCHO東京新宿メディカルセンター
理学療法士
田中尚喜

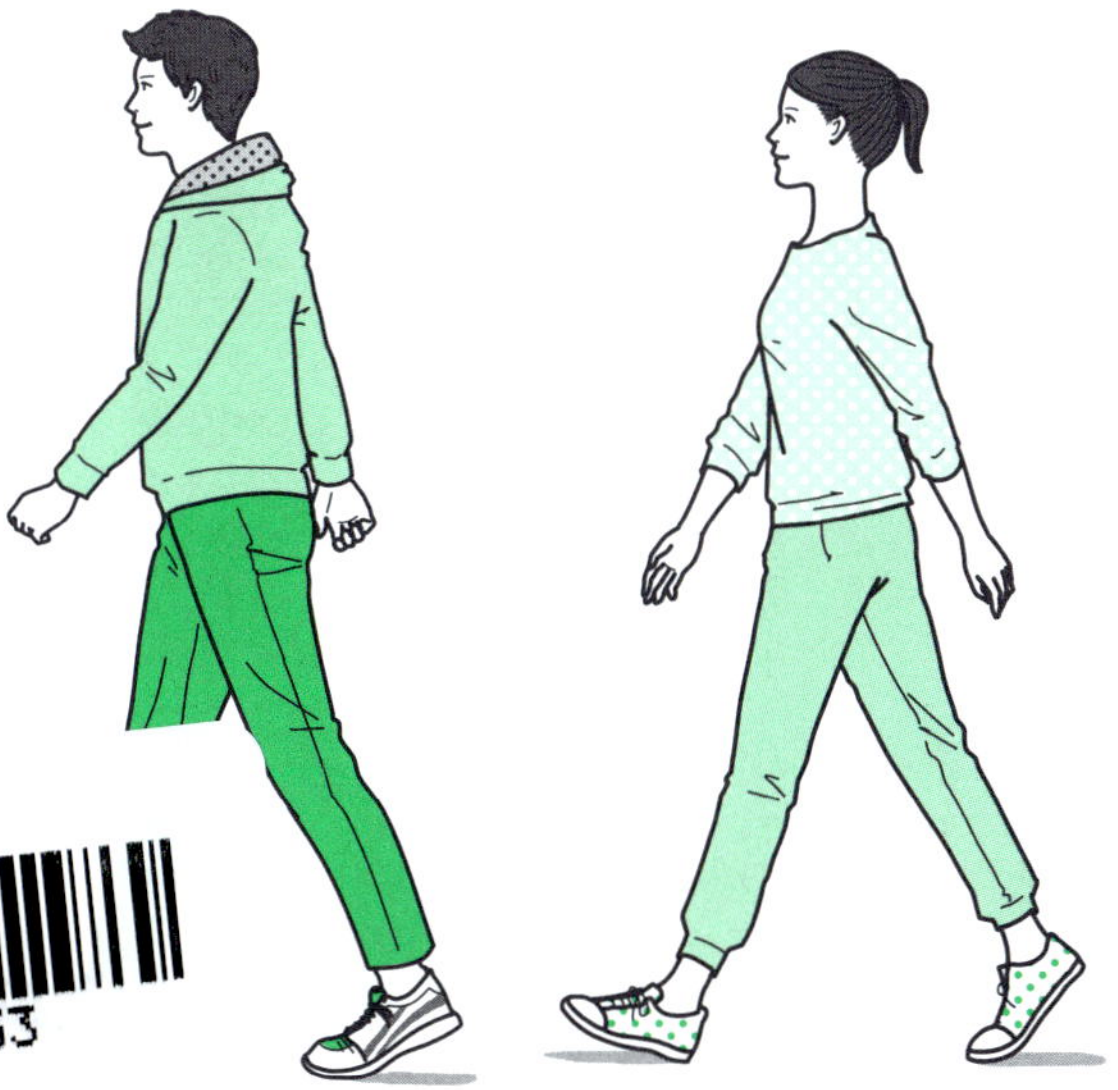

幻冬舎

はじめに

正しく歩くだけで歩行寿命、健康寿命が延びる！

最近、思い通りに動けない、歩くと疲れるなと感じたことはありませんか。これには加齢による筋肉量の減少と、それに伴った筋力の衰えが関係しています。

一般的には、50歳頃から筋力が衰えるといわれていますが、最近は30代の人にも筋力の衰えが目立つようになってきました。

その原因は、日常生活で歩くことが少なくなったことでしょう。臀筋《でんきん》や脚筋《きゃくきん》など歩行に関わる筋肉を使わなくなり、また悪い姿勢や歩き方が増えたことも筋力低下を早めているのです。

そもそも、理学療法士という私の仕事は、歩くことや立ち上がることが困難な患者さんのリハビリテーションをする専門職です。これまでに私は30代の若い世代を含め多くの患者さんに、歩行や姿勢の維持に特化した筋力トレーニングを指導してきました。

こうした数多くの経験から、30代40代でも50代以上の年代でも、トレーニングで筋力が復活すれば歩行能力が見違えるほど向上することを確認しています。

さらに筋力の復活が腰痛・膝痛の予防、生活習慣病や脳の老化防止などにも役立っているのです。

本書では、病院で行っているトレーニングの中から自分で簡単にできるものを厳選して紹介しています。筋肉を鍛える生活習慣や日常動作についても、解説しています。歩行寿命と健康寿命を延ばし、百歳まで歩くためにぜひご活用ください。

図解
〈百歳まで歩く〉

正しく歩く

↓

正しい姿勢になる

↓

歩いても疲れず、よく歩くようになる

↓

年齢に関係なく筋力がアップ / 無理なく運動不足を解消

↓

- 長寿体質になる
- 肥満予防・解消
- メンタル面の向上
- 腰痛・膝痛など痛みの予防・軽減
- 血流や代謝がアップ
- 脳や身体の老化予防
- 転倒・骨折の予防
- 動脈硬化、糖尿病、高血圧など生活習慣病予防

歩くとすぐに疲れる

間違った歩き方

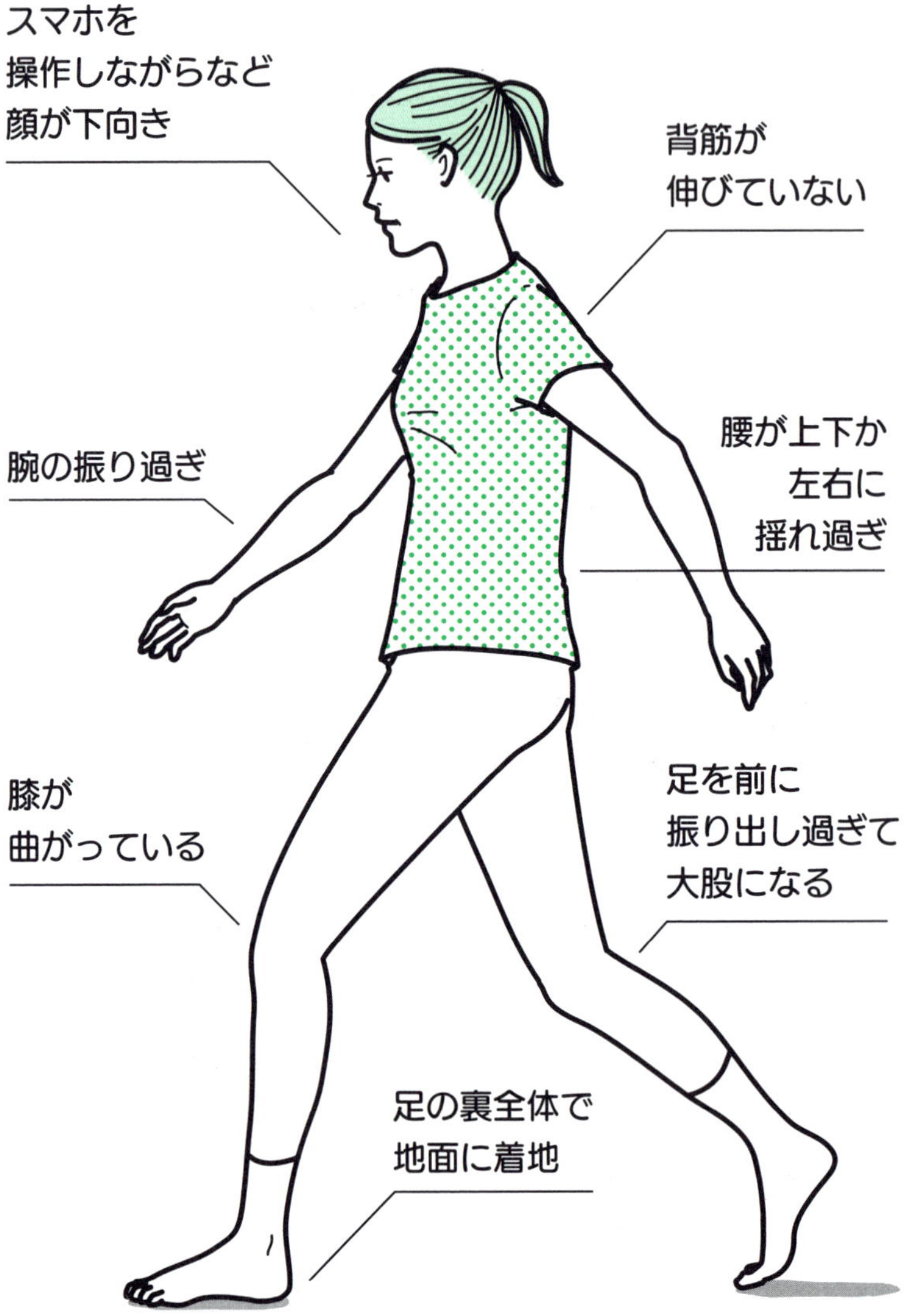
スマホを
操作しながらなど
顔が下向き
背筋が
伸びていない
腕の振り過ぎ
腰が上下か
左右に
揺れ過ぎ
膝が
曲がっている
足を前に
振り出し過ぎて
大股になる
足の裏全体で
地面に着地

どんなに歩いても疲れない

正しい歩き方

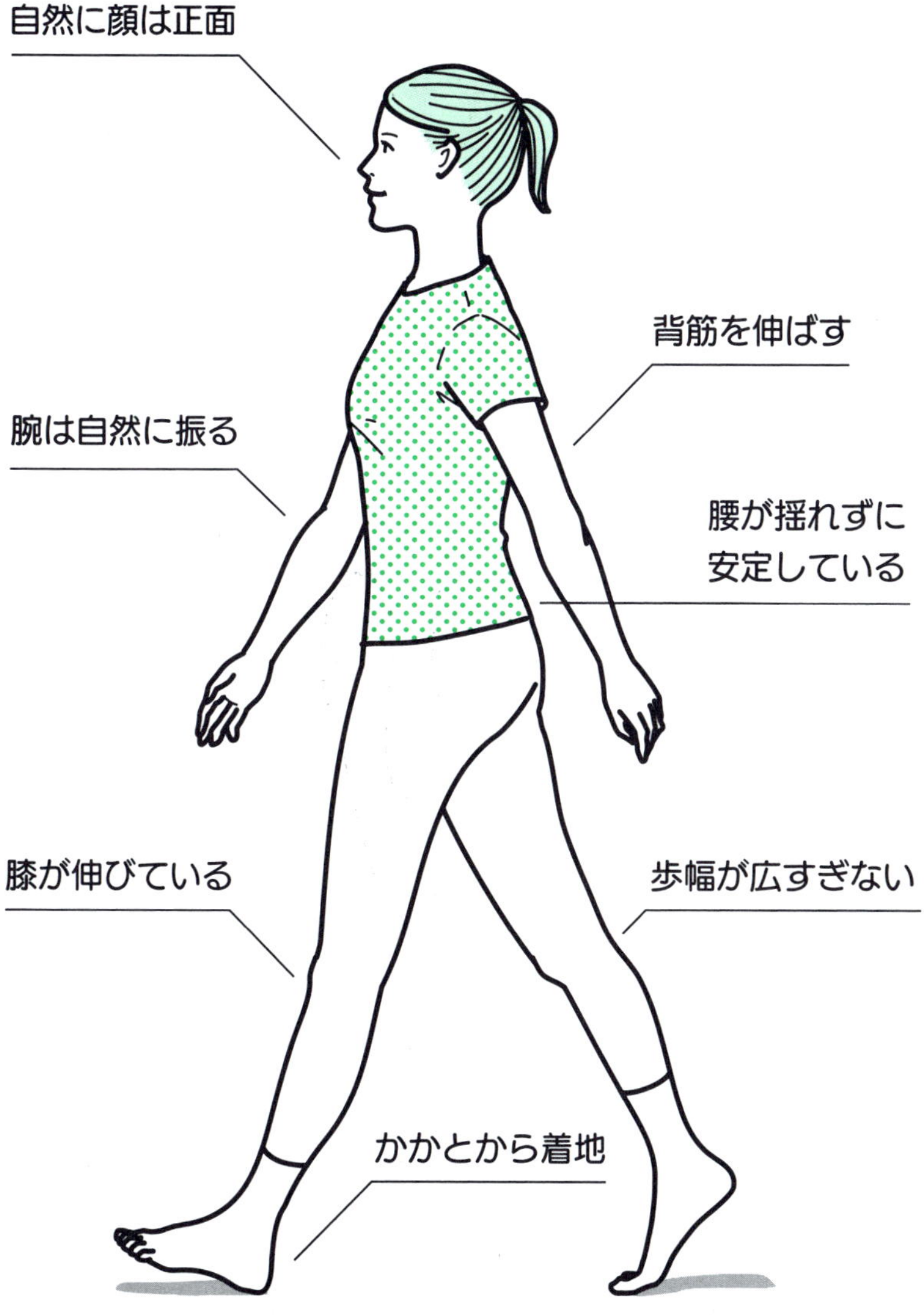

自然に顔は正面
背筋を伸ばす
腕は自然に振る
腰が揺れずに
安定している
膝が伸びている
歩幅が広すぎない
かかとから着地

立っているだけで疲れる

間違った立ち方

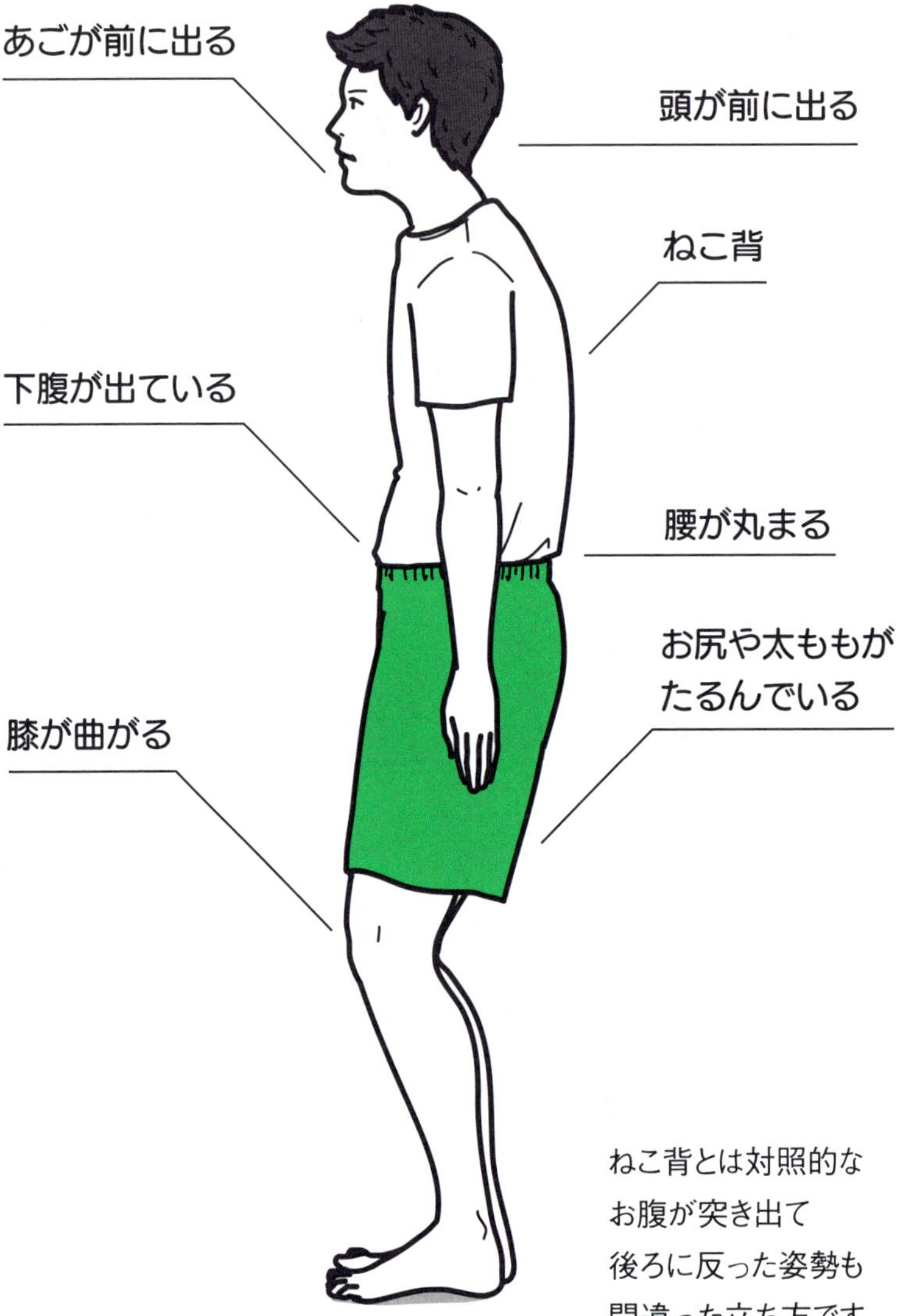
あごが前に出る
頭が前に出る
ねこ背
下腹が出ている
腰が丸まる
お尻や太ももがたるんでいる
膝が曲がる

ねこ背とは対照的な
お腹が突き出て
後ろに反った姿勢も
間違った立ち方です。

長時間立っていても疲れない

正しい立ち方

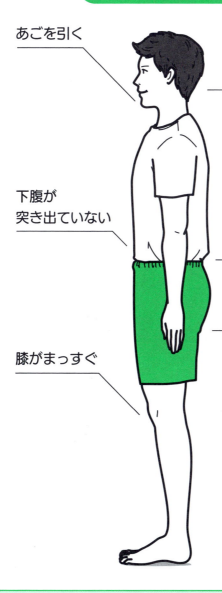

あごを引く
頭がまっすぐ
下腹が
突き出ていない
耳の後ろから肩、
膝のお皿の
後ろを通って
くるぶしまで一直線
お尻の筋肉を
意識する
膝がまっすぐ

正しい立ち方の
ポイントは、
お尻の筋肉・大臀筋を
意識することです。

座っているだけで疲れる

間違った座り方

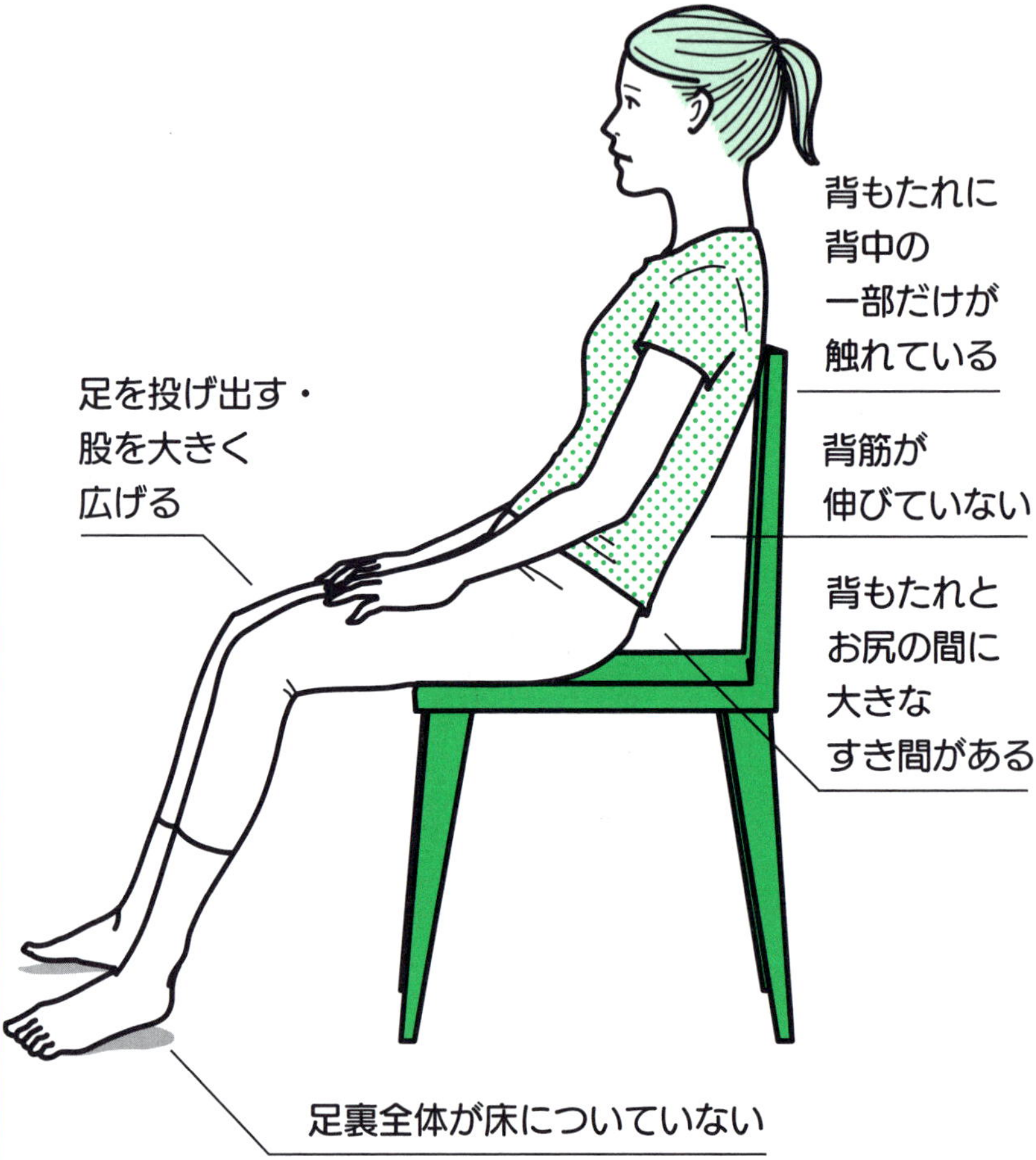

椅子に座ると立ったときより背筋に3倍の力がかかるので、間違った座り方では、筋肉に大きなダメージを与えます。

長く座っていても疲れない

正しい座り方

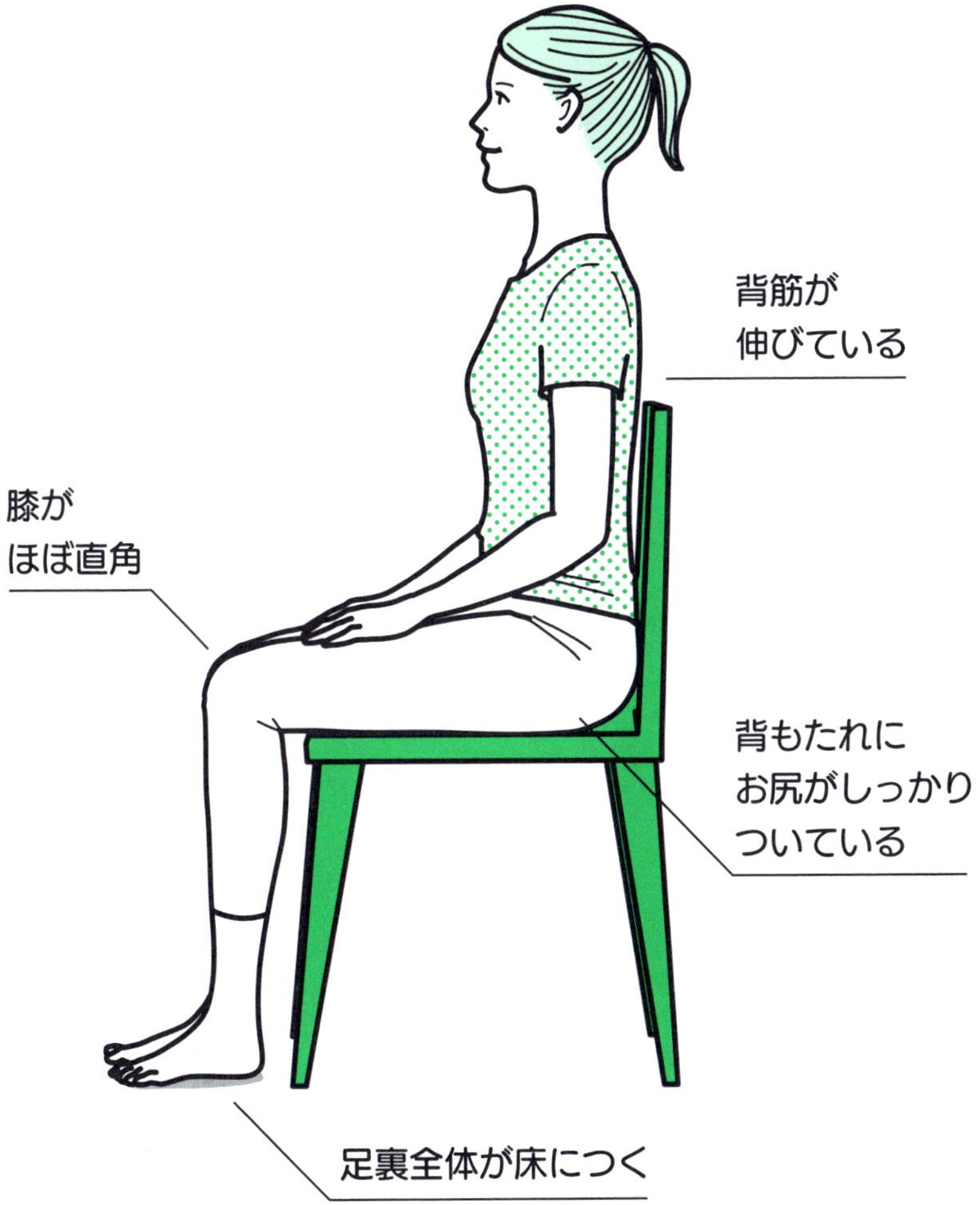

座るときも立つときと同じように
お尻の筋肉・大臀筋を意識すれば、自然に背筋が伸びます。

図解　百歳まで歩く　目次

正しく歩くために必要不可欠な5つの身体のメカニズム

私たちが行う最も重要で基本の活動は、2本の足で立ち、その姿勢を維持して「歩く」ことです。

歩く能力は人間が二足歩行を獲得後、いくつもの進化を重ねて身につけたものなので、選び抜かれた身体の機能と組織が関わっています。それらはすべて、長い距離を効率よく歩くための緻密で無駄のない機能です。次に、正しい歩行に必要な機能や組織を挙げましょう。

1 歩行と姿勢は常に相関関係

歩くためには、「耳の後ろから肩を通り、膝のお皿の後ろを通って、くるぶしまでが一直線になる」正しい姿勢の維持が必要です。

一方で姿勢の崩れを予防するためには、正しく歩くことが必要になります。

このように姿勢と歩行は常に相関関係にあります。まっすぐな正しい姿勢を維持できなければ、正しく歩くことができません。

2 エネルギー効率のよい筋肉は歩く原動力

姿勢の次に必要なのは筋肉の支えと筋力です。全身にある筋肉が歩行をサポートしますが、特に大臀筋《だいでんきん》、大内転筋《だいないてんきん》、ヒラメ筋などの下半身の筋肉が歩く姿勢を支え、前に進む推進力の要になります。

これら歩行を支持する筋肉はどれも疲れにくく、エネルギーをそれほど必要としません。そのためエネルギー効率がよく、疲れずに歩くための原動力になっているのです。

3 骨盤内の重心で安定歩行を維持

歩くときは、重心を後ろから前に送り出す動きを繰り返します。

身体の重心の中心は骨盤内にあり、身体を前後、左右、上下に微少に動かす動きをしながら、歩くときのバランスをとっています。重心移動をしながら前進する歩行のメカニズムには骨盤の動きの安定が、とても大切です。

4 膝関節で歩行の質をコントロール

膝関節の働きも重要です。後ろに足を引くときも、足を前に振り出すときも、膝の関節を曲げて歩くと足を引きずり、歩幅が大きくなって疲れやすい歩き方になります。

つまり、膝の関節を曲げずに伸ばして歩くことが歩行の質を維持し、正しい歩行をする上での必須条件になるのです。

5 足底から歩行を支える足の裏のアーチ

足の裏のアーチは、姿勢や歩行を支えている場所です。足の裏のアーチが上がっていれば重心の移動を補助したり、蹴り出しの力を伝え、安定した姿勢で歩くことができます。また、身体への衝撃を和らげる役目も果たすので、安全な歩行ができます。

30～40代からは歩行で使う筋肉の優等生「遅筋」が重要になる

筋肉のわけ方にはいくつかありますが、筋肉の収縮の性質でわけると「速筋《そっきん》」と「遅筋《ちきん》」に大別されます。

速筋、遅筋は筋肉名ではなく、筋肉を構成する筋線維がどのように収縮するかでわけたものです。1つの筋肉には速筋と遅筋が混在し、その割合の多い少ないで速筋派か遅筋派にわかれます。

速筋はすばやく収縮することができる瞬発力のある太くて大きな筋肉。身体の表側にある筋肉には、この速筋が多いでしょう。

速筋は乳酸《にゅうさん》がたまりやすい性質を持っていて、動かすと疲れやすい筋肉。久しぶりのスポーツで筋肉痛になるのは、速筋を使っているからです。マシンで鍛えると筋肉隆々になるのも、速筋が多い筋肉です。

もう一方の遅筋は、ゆっくりと収縮する持久力のある筋肉です。身体の奥にある筋肉には遅筋が多く、遅筋はいくら鍛えても、速筋のように筋肉隆々にはなりにくいです。

そのうえ遅筋は速筋に比べると頻繁に使っても筋肉痛が起きにくく、疲れにくい筋肉。遅筋は筋線維の動く範囲が少ないこともあり、必要最低限の筋肉で活動できる省エネタイプなのです。

「座る、立つ、歩く」といった日常の動作に使うのは、筋肉の優等生である遅筋が多い筋肉なのです。

遅筋を鍛えると歩行寿命も健康寿命も延びる

歩くときには、下半身の大臀筋、大内転筋、ヒラメ筋という遅筋が多い筋肉をフルに使います。

有名な話ですが、野球のイチロー選手も若い頃から身体能力を高め、またケガを防ぐために遅筋を中心に鍛えている一人。このことが44歳の今も、大リーグで活躍できる要因の1つになっています。

元巨人軍の監督で「打撃の神様」として有名な川上哲治さんは引退後の一時期、杖を使っていました。そこで大臀筋など遅筋が多く歩行に必要な筋肉を鍛えたところ、ゴルフができるようになったそうです。

百歳まで歩くためにも健康維持のためにも、決め手になるのはトレーニングで「遅筋」の多い筋肉を鍛えることです。

遅筋と速筋の比較

	遅　筋	速　筋
筋線維の大きさ	小さい	大きい
筋肉の収縮	ゆっくり収縮	すばやく収縮
場所	身体の奥に多い	身体の表面近くに多い
特徴	持久力に優れている	瞬発力に優れている
疲労度	疲れにくい	疲れやすい
ケガ	しにくい	しやすい
筋肉隆々	なりにくい	なりやすい
エネルギー源	糖と脂肪	糖のみ
ダイエットへの作用	脂肪を減らす	脂肪が減らずに空腹感が増す

身体を動かさないと筋肉は縮んだまま衰える。筋肉づくりを始めよう！

年をとるにつれて誰もが、筋力が落ちたことを実感します。これに関しては、筋肉の優等生である遅筋も例外ではありません。

そもそもなぜ、年齢とともに筋力が落ちるのでしょうか。

その一番の理由が、若い頃に比べて日常生活でもスポーツでも運動量が落ちるからです。これには年齢とともに労働量が減ることが関係し、また私もそうですが、50歳頃から年々身体を動かすことがおっくうになってきます。

年齢とともに身体を動かさなくなって運動量が落ちると、筋肉を構成している細胞の筋線維が細くなっていきます。

寝たきりになって約20日で筋力は底をつく

筋肉には「強さは太さに比例する」という法則があり、運動量が減って筋肉が細くなった分、筋肉の強さである筋力も落ちていくわけです。

また、筋肉は、何もしないと縮んだままで自ら伸びることができません。ですから、普段歩かなかったり、身体を動かさなかったりすると筋肉が縮みっぱなしになり、筋力が低下します。

例えば、寝たきりになって運動量がほぼゼロになると、その後の筋力は1日に約5％ずつ低下していくといわれています。これは単純に計算すると、寝たきりになって約20日で筋力が底をつくことになります。

若いときにつけた筋肉は貯金(筋)できていない

若いときにスポーツで筋力を鍛えたとしても、その後に使っていなければ筋肉はついていません。

お金なら、若いときからコツコツ貯めた貯金は、利子はわずかでも元金は丸ごと残ります。貯めたお金を後から引き出して使うことができます。

しかし、若いときにつけた筋肉の貯金は利子どころか元金もゼロになり、年をとって筋力が衰えたからといって引き出すことはできません。

「若いときに筋トレでつけた筋肉があるから」と当てにしても、筋力は年々乏しくなるだけです。昔、オリンピック選手だった人でも、例外ではありません。

そこで、30歳40歳を過ぎた頃から、若いときのスポーツ経験の有る無しにかかわらず、どんな人にも必要になってくるのが、自分でコツコツと毎日続ける筋力トレーニングの習慣です。

本書では、すべての健康の基本となる歩行や姿勢に関わる筋肉を中心に、トレーニング法を紹介しました。

自分一人でできて、1分から5分あれば終わるトレーニングですから、やりやすく習慣にしやすいでしょう。

歩行能力や悪い姿勢の改善、年齢で意識させられる筋力低下、また膝痛や腰痛を予防する筋力トレーニングの中から〝今の年齢の自分〟に必要だと感じるものを選んで、ぜひ筋肉づくりを始めてください。

知っているようで知らない
筋肉の本当の話Q＆A

Q 筋肉の重さはどれくらいある？

A 筋肉には内臓を動かす平滑筋《へいかつきん》、心臓を動かす心筋《しんきん》、そして歩行など運動動作を行う骨格筋《こっかくきん》があり、一般的に筋肉といえば骨格筋を指します。

骨格筋は全身に約４００個もあり、体重に占める割合も大きくなります。女性では体重の約3分の1、筋肉が太い男性になると体重の約2分の1を占めます。60kgの女性だと約20kg分、80kgの男性では約40kg分が筋肉の重量になるのです。筋肉は、皆さんが想像するよりずっと重いのです。

Q 加齢とともに筋肉の数は減る？

A 加齢とともに免疫細胞や脳細胞の数が減ることで、身体や脳の働きなどの老化が進行しますが、筋肉の数は加齢の影響を受けにくいことがわかっています。筋力が衰えるのは毎日の運動量が減り、筋線維が縮んだまま細くなって筋肉がやせることが原因です。

つまり筋力の衰えに関しては、年齢を言い訳にはできません。よく歩いたり、身体をたくさん動かしたりすることが、筋力を衰えさせない秘訣です。

Q 女性は筋トレをするとやせられる？

A そもそも男性のほうが筋肉を構成している筋線維が太いため、男性は筋力が強いのです。

男性の筋肉が太くなるのは、男性ホルモンのテストステロンに体内のタンパク質を筋肉に変える作用があるからです。また太い筋肉は身体の表面につくため、男性は見た目も筋肉質になります。

一方、女性には男性ホルモンがほとんどなく、女性ホルモンの1つである卵胞ホルモンは筋肉ではなく、脂肪をつけるほうに働きます。

また女性は身体の表面に脂肪がつき、その奥に筋肉がつきます。筋力トレーニングをすると先に脂肪が落ちて、身体が引き締まる効果が現れやすいのです。

Q 週末にまとめてやる筋トレの効果は？

A 筋肉は縮むことができても、身体を動かさない限りは自力で伸びることができません。そのため筋肉は正反対の動きをする2つの筋肉が一対になって配置されています。

動作に即して動くのが動筋《どうきん》で、反対の動きをするのが拮抗筋《きっこうきん》です。筋肉をマメに動かさないと、この拮抗筋の働きが得られずに縮みっぱなしになります。また長い間動かさないと筋線維がくっついてしまい、伸びない状態が助長されます。放置していると、乳酸など疲労物質がたまりやすくなり、疲れやすくなります。

筋トレは短い時間でも毎日行うほうが効果があり、週末にまとめて長時間の筋トレをやっても効果はそれほど期待できません。

Column

ウォーキングを毎日続けても全然やせないのはなぜ？

歩くことが運動になる「ウォーキング」は、肥満大国のアメリカから伝わり、瞬く間に日本中を席巻しました。ダイエットのために毎日ウォーキングをしている女性は、年齢を問わず多いでしょう。

確かに、ウォーキングを続けるとダイエット効果が期待できます。歩くことで下半身の遅筋が強化され脂肪が燃焼しやすくなります。また、歩いて全身の血液循環がよくなれば新陳代謝がよくなり、やせやすい体質になっていくでしょう。

ところが、何年間も毎日ウォーキングを続けているのにやせない人も少なくないのはなぜでしょう？

そんな人たちは間違った歩き方をしている可能性があります。間違った歩き方をすると、遅筋ではなく速筋を使って歩くことになり、速筋の性質上、無駄なエネルギーを消費し、食べ過ぎてしまうわけです。

加えて、歩数にこだわって無理に長い時間歩いたり、ウォーキング独特の大きく手を振ったりするポーズをしたり、上体を起こし過ぎて肩に力を入れて歩くのも間違った歩き方。ダイエット効果がなかなか現れない人は、正しい歩き方や立ち方を身につけてからウォーキングを再開することをおすすめします。

Chapter
1

1分・5分でできる！「立つ、座る、歩く」ための筋力トレーニング

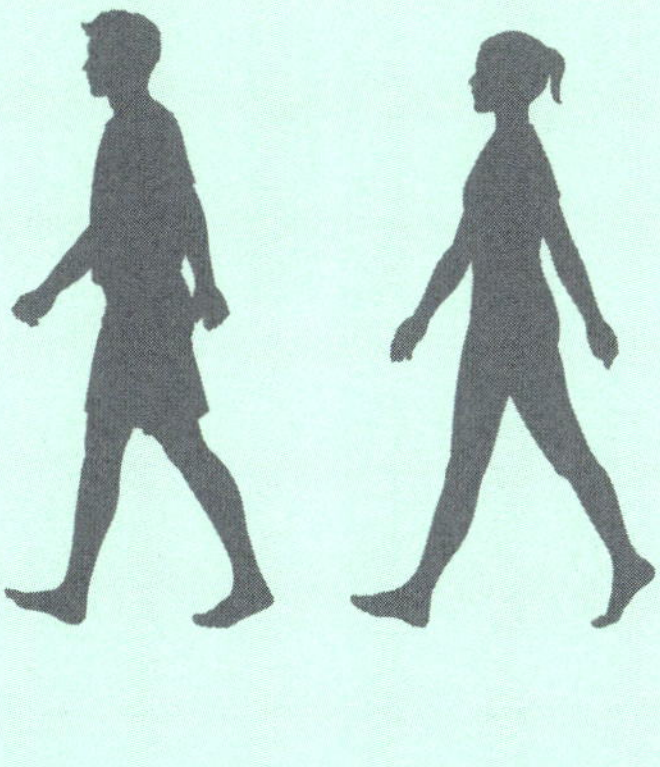

鍛える必要のある筋肉だけをトレーニング。
毎日数分続けるだけで、歩行能力が高まり、
正しい姿勢が得られます。
見た目も脳も若返るアンチエイジング効果も発揮！

筋力トレーニングを始める前に知っておきたい「3つの秘訣」

秘訣1 必要のない筋肉は鍛えない

歩行と姿勢をよくするために行う筋力トレーニングでは、大臀筋など遅筋が多い筋肉を中心に鍛えることがポイントです。

スポーツジムなどで行う一般的な筋トレは速筋が多い筋肉を鍛えますが、そうした「立つ、座る、歩く」に必要のない筋肉まで鍛える必要はありません。

あくまでも歩行と姿勢の改善に必要な最低限の筋肉だけを鍛える、という考え方で行ってください。

また、体操やトレーニングなどの経験が少ない人、身体が硬い人は、筋力トレーニングの前後に、身体を気持ちよく伸ばすストレッチを行うことをおすすめします。

秘訣2 短い時間で毎日続ける

トレーニングは週末などにまとめて行わずに、1~5分程度の短い時間でいいので毎日行いましょう。

毎日が無理なら隔日でもOK。トレーニングを習慣にすることがポイントです。週末にまとめて長時間かけて行うよりも、毎日か隔日で数分間でも続けることが、この筋力トレーニングで最も成果が上がる方法です。

また毎日のトレーニングの積み重ねは、加齢による運動神経の低下や、脳の老化防止にも役立つでしょう。中年以降は、アンチエイジングにも効果のある筋力トレーニングを始めることを推奨します。

秘訣3 ゆっくり筋肉を動かす

歩行や姿勢の改善に必要なのは、遅筋の多い筋肉の筋力トレーニングです。

遅筋は、力まずにゆっくり動かすことで鍛えられます。ある程度の負荷をかけながら、できるだけゆっくりと筋肉を動かしましょう。

トレーニング中は身体に力を入れることより、「自分がどこの筋肉を動かしているのか」を理解し、そこに意識を集中させることが大切です。

目的別の必要な筋肉を意識しているか、また動かす必要のない別の筋肉に力を入れていないかを確認しながら、トレーニングを続けてください。

トレーニングを休むのは「急性の痛み」と「発熱」

毎日の習慣といっても、いつもと違う急性の痛みや、日常生活に支障をきたすような痛みがあるとき、熱があるときはお休みします。痛みや熱が引いてから、再開してください。

膝痛や腰痛などがあっても、いつもの痛みならトレーニングを続けてください。

トレーニングが終了して身体のどこかが痛くなる場合は、「力の入れ過ぎ」「回数が多い」「トレーニングのやり方が間違っている」などが疑われます。トレーニングの方法を見直し、調整しましょう。

Section 1

「歩く」を支える3つの筋肉

正しく歩くためにトレーニングしたい筋肉は、ズバリ「大臀筋」「大内転筋」「ヒラメ筋」の3つ。

歩行に最重要！ 大臀筋

お尻の筋肉・大臀筋《だいでんきん》は全身の筋肉の中でも2番目に大きく、骨盤を支え、上半身と下半身のすべての筋肉の土台になっている筋肉です。

立つときは大臀筋が姿勢を支え、座るときは大臀筋がクッション代わりになります。そして歩くときは前に進む推進力や、身体の重心を支持します。このように、大臀筋は姿勢と歩行において重要な役目を担っているのです。

加齢や歩行不足、悪い姿勢の影響を受けて大臀筋が衰えると、たちまち立つことや歩く能力が低下します。

〝いくつになっても自分で歩く〟歩行寿命のためには、絶対に疎《おろそ》かにできない筋肉なのです。

安定した歩行を支える 大内転筋

内もも内転筋群《ないてんきんぐん》の中で最も大きな筋肉・大内転筋《だいないてんきん》は、歩いているときに片足で体重を支えて、バランスを保ちます。そのため大内転筋が衰えると片足立ちができなくなり、歩いているときにフラフラします。

また大内転筋は、足を動かす股関節の内転や伸展にも関わる筋肉です。なんらかの異常で股関節が動かしにくくなって、歩くことや運動の機会が減ると大内転筋が硬くなり、股関節の可動域も狭くなります。

いくつになっても安定した歩行を続けるためには、普段からよく歩き、加えて大内転筋が硬くならないようトレーニングをすることが大切です。

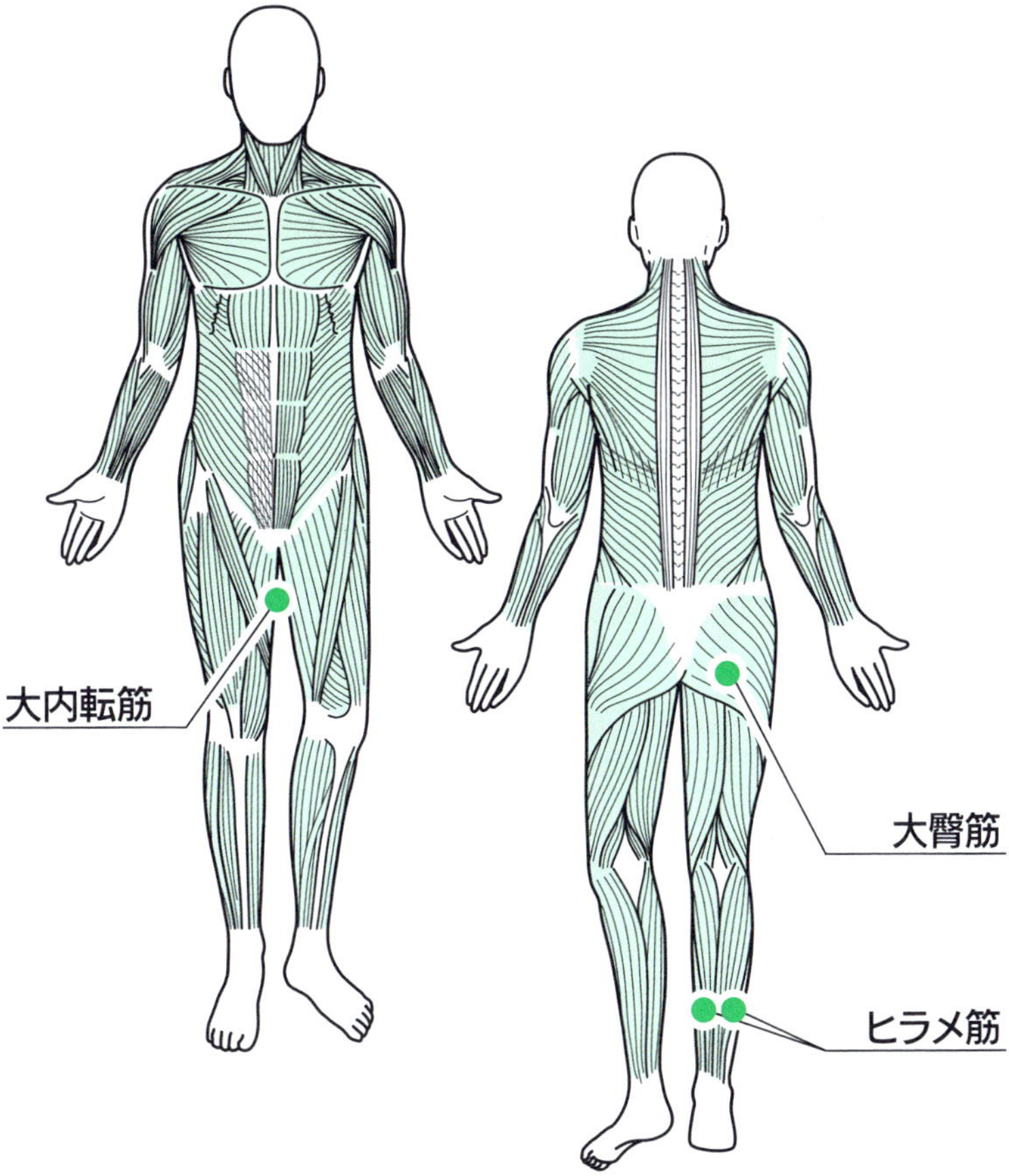

歩くエネルギー源 ヒラメ筋

ヒラメ筋はアキレス腱とつながり、ふくらはぎの奥にある筋肉。歩行では、最後に地面を押し出すときに動きます。つまり、前進するために必要な筋肉なのです。

ヒラメ筋には遅筋が特に多く、8割を占めています。疲れにくい特徴を持つ遅筋が多いヒラメ筋のおかげで、長距離を歩くことができるのです。

ところが歩行や運動不足でヒラメ筋が衰えると、速筋の多い腓《ひ》腹筋《ふくきん》などふくらはぎの筋肉を使うことになります。その結果少し歩いただけでも疲れやすく、長く歩いた後にふくらはぎや膝が痛くなります。歩くエネルギー源・ヒラメ筋を鍛えましょう。

Section 2

5分でできる! 正しく歩くための

筋力トレーニング

大臀筋、大内転筋、ヒラメ筋の順番で1日5分。
筋肉を意識して続けると効果を発揮します。

遅筋の多い筋肉は短時間で鍛えられる

以下に紹介する3つのトレーニングを1・2・3の順番で1日1回か隔日で続けます。ゆっくり行っても5分で終わります。もっと鍛えたい人には物足りないかもしれませんが、それ以上の時間をかける必要はありません。なぜなら遅筋の多い「大臀筋、大内転筋、ヒラメ筋」は、短い時間を毎日コツコツ行うことで効果が発揮されるからです。

いずれのトレーニングも、それぞれの筋肉を意識しながら行いましょう。反動をつけたり、負荷をかけ過ぎるのは逆効果です。トレーニング中に、膝関節や股関節などに力を入れ過ぎないように気をつけましょう。

トレーニング前後に「ベッド・ストレッチ」

ベッドを使ったストレッチで大内転筋や股関節をほぐしましょう。

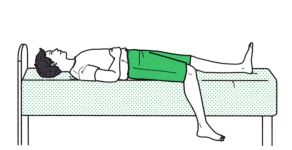

●ベッドの端に寝て、股関節から下の片足を、膝を曲げてだらんと下ろす。1～2分キープし、反対側の足も同様に行う。

1 大臀筋のトレーニング

10回 ✕ 左右

前に進む推進力や、身体の重心を支持する力をつける

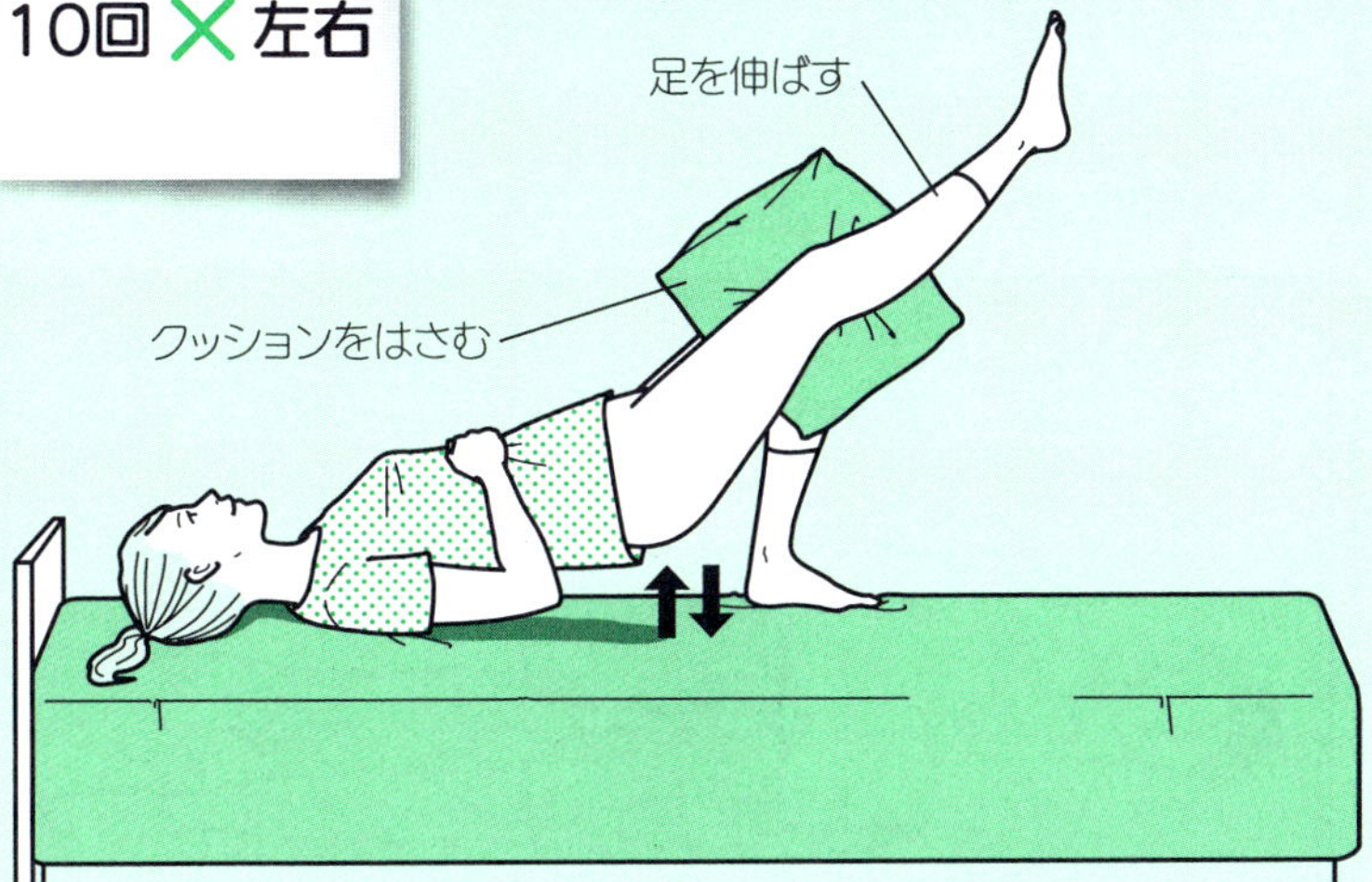

❶仰向けに寝て両膝を曲げて、ベッドにつけたかかととお尻の位置をできるだけ近づける

❷膝と膝の間にクッション（10㎝程度の厚さ）をはさんでから片方の足を上げ、お尻をゆっくり上げ下げする。左右10回繰り返す

POINT!

腕の力で上げ下げしないように気をつけましょう！

ベッドにつくほうの足のかかとは、できるだけお尻の位置に近づけ、もう片方の足は膝を伸ばして、お尻を上げ下げします。腕の力でしないように。クッションは、バスタオルを10㎝くらいの厚さにたたんで代用してもOK。

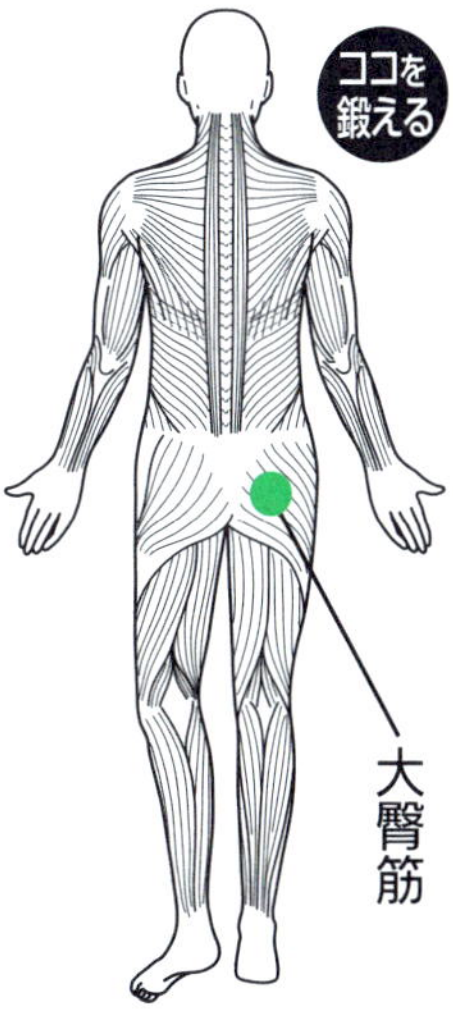

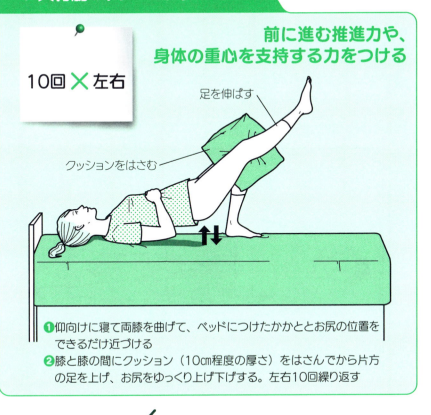

2 大内転筋のトレーニング

片足でのバランスを保て、安定した歩行に

❶仰向けに寝て足を少し開き、足先が内股にならないようにしてクッションをはさむ

❷膝を伸ばして3秒足を閉じ、そこから3秒力を抜く。20回繰り返す

20回

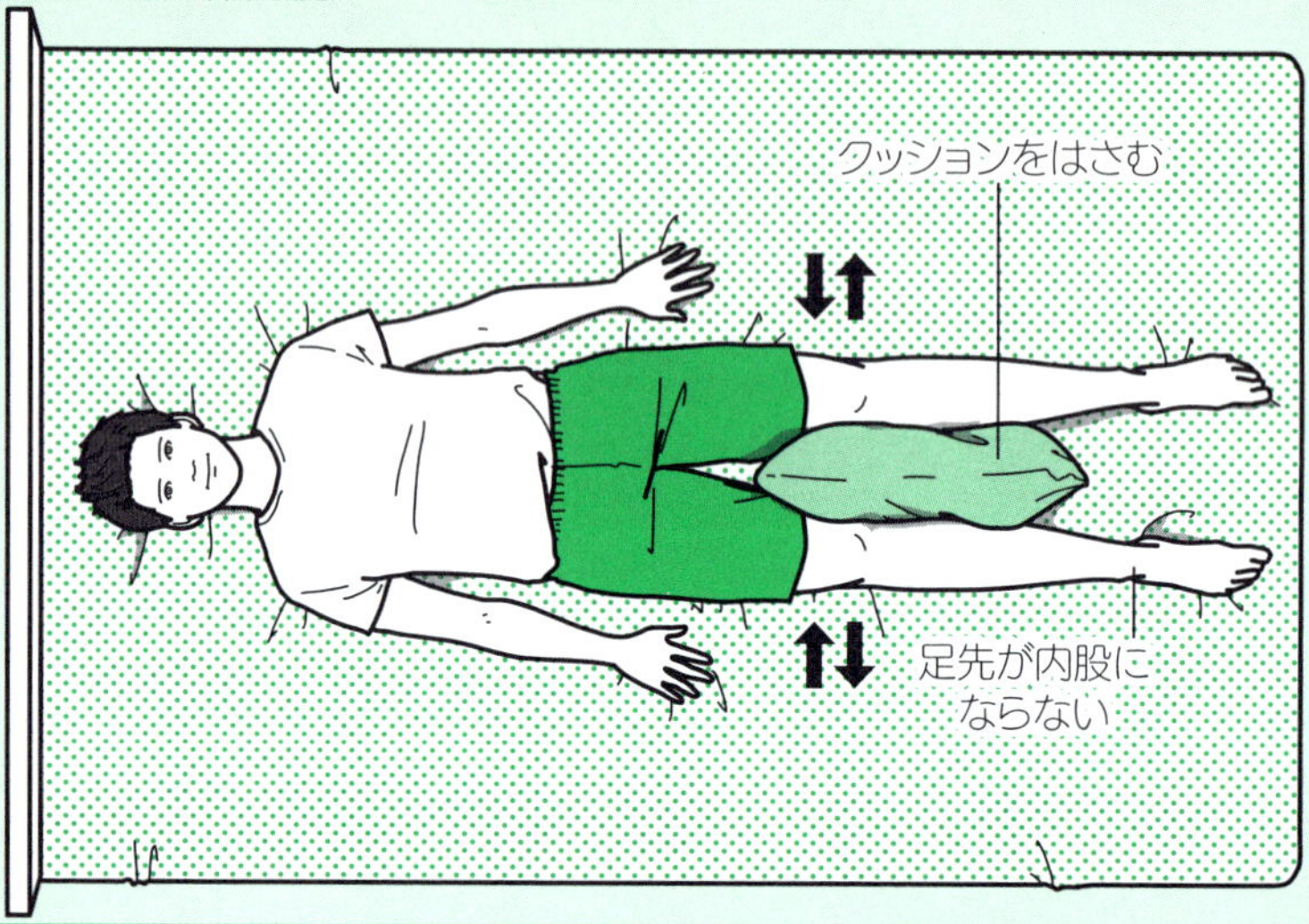

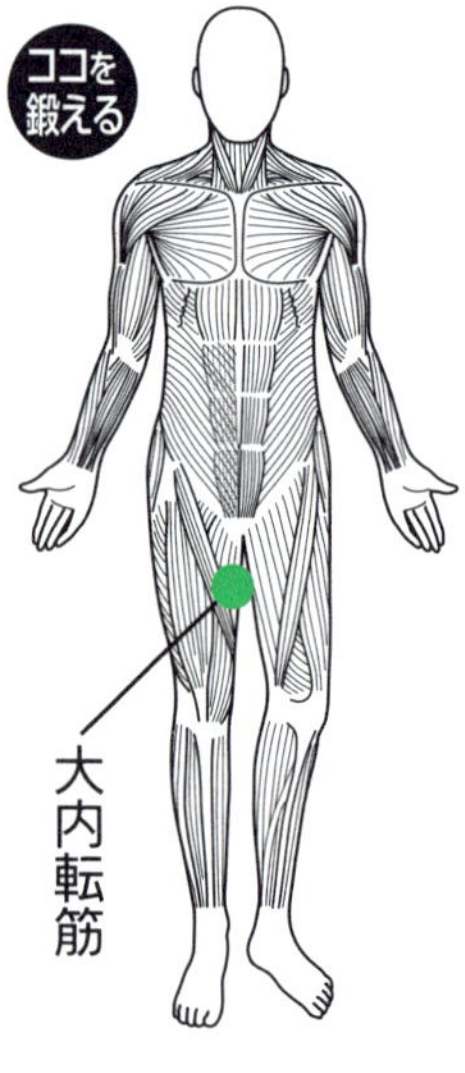

POINT!

かかと、太もも、膝の裏はベッドから離さないようにする

クッションをはさむときに力を入れ過ぎるとかかとが浮いて膝が曲がってしまい、大内転筋を鍛える効果が半減するので注意してください。クッションは、バスタオルを10㎝くらいの厚さにたたんで代用してもOK。

3 ヒラメ筋のトレーニング

20回

歩く最後に地面を押し出し
スムーズに
前進できる

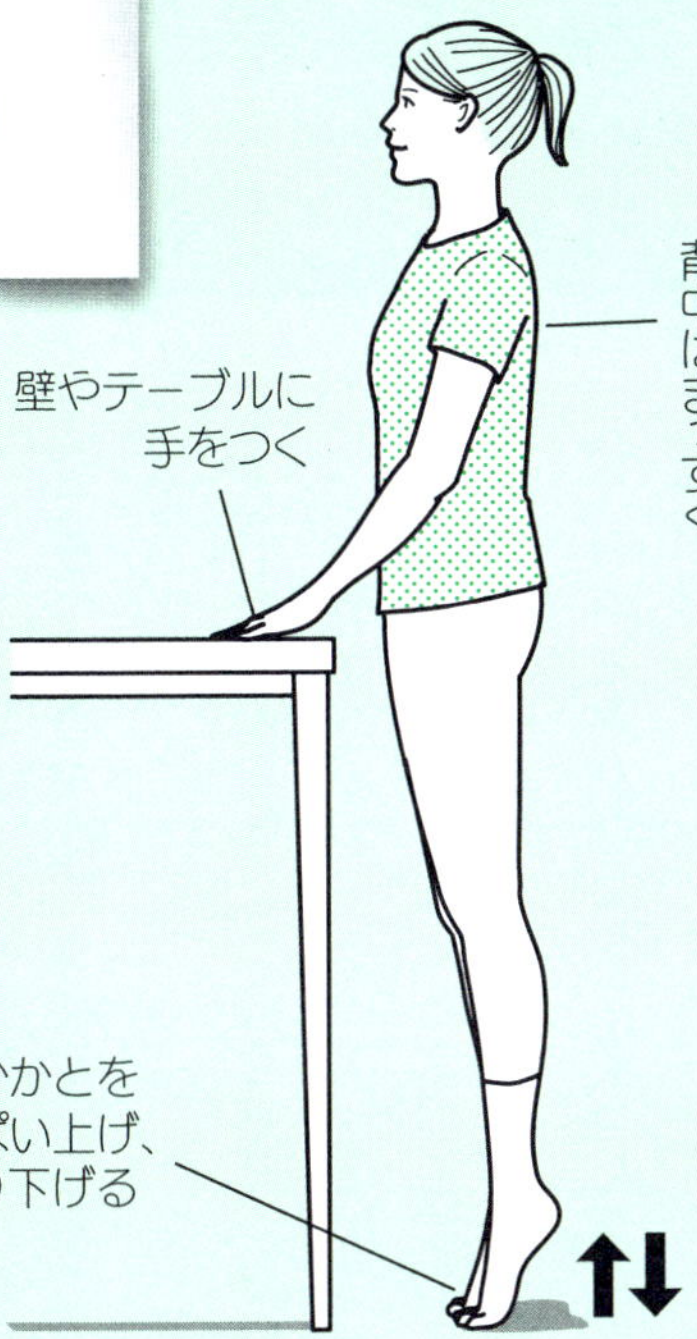
背中はまっすぐ
壁やテーブルに
手をつく
かかとを
めいっぱい上げ、
ゆっくり下げる

❶壁やテーブルに手をつき、背筋を伸ばしてめいっぱいかかとを上げる
❷かかとを3分の1ずつゆっくり下ろして床につける。20回繰り返す

POINT!

かかとを下げたときに
床に強く打ちつけないように

かかとを上げるときは小指→親指のつけ根→親指の順番で重心を移動し、下げるときはゆっくりと親指→親指のつけ根→小指の順番で。かかとを下げたときに床に強く打ちつけるとトレーニング効果が減るので気をつけて。

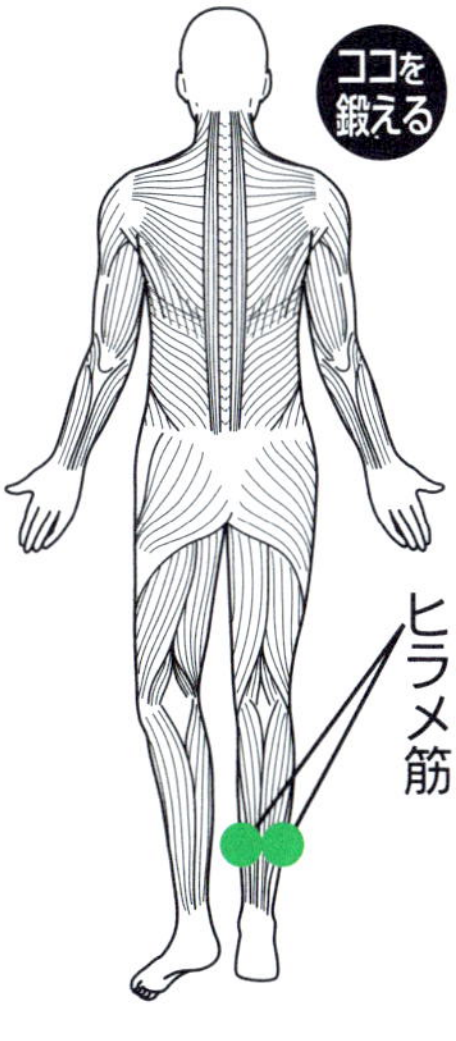
ココを
鍛える
ヒラメ筋

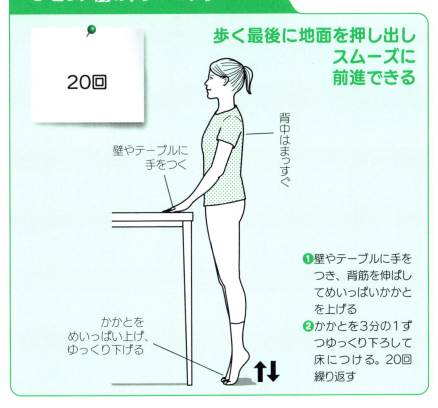

Section 3

高齢者が歩くために必要な筋肉

ハムストリングス

**階段や坂道が苦手になった高齢者は、
歩行のメインエンジン、ハムストリングスを鍛えましょう。**

膝が曲がった高齢者には特にハムストリングスが大切

加齢による膝の湾曲《わんきょく》や前傾姿勢が始まっている70歳以上の高齢者は、歩行能力そのものが維持しにくくなっているでしょう。

それは、歩行時に重心をとり、歩行のメインエンジンとなっているハムストリングスの衰えによるものです。

ハムストリングスはももの裏側にある3つの筋肉からなり、走ったり、歩いたりするときのアクセルの役目をする脚筋《きゃくきん》です。膝を曲げる、股関節を伸ばすときにも働きます。

階段をトントントンと上れる人や坂道を駆け上がれる人ほど、この筋肉がきちんとキープされているでしょう。

ハムストリングスが衰えてくると階段や坂道がきつくて苦手になり、小走りなどもできなくなります。普段の歩くスピードも落ちて、のろのろ歩くようになるのです。

一方で、高齢になると歩行時にはこのハムストリングスを中心に使って歩くようになります。これには、年齢とともに膝が変形してきて、高齢者の多くが膝を曲げて歩くようになることが関係しています。

ですから、高齢者が歩行能力を維持するためは、ハムストリングスの筋力を維持することが重要です。

歩行能力が低下し膝を曲げて歩いている高齢の方は、前出の3つの筋肉（大臀筋、大内転筋、ヒラメ筋）の筋力トレーニングではなく、ハムストリングスのトレーニングを行ってください。

ハムストリングスのトレーニング

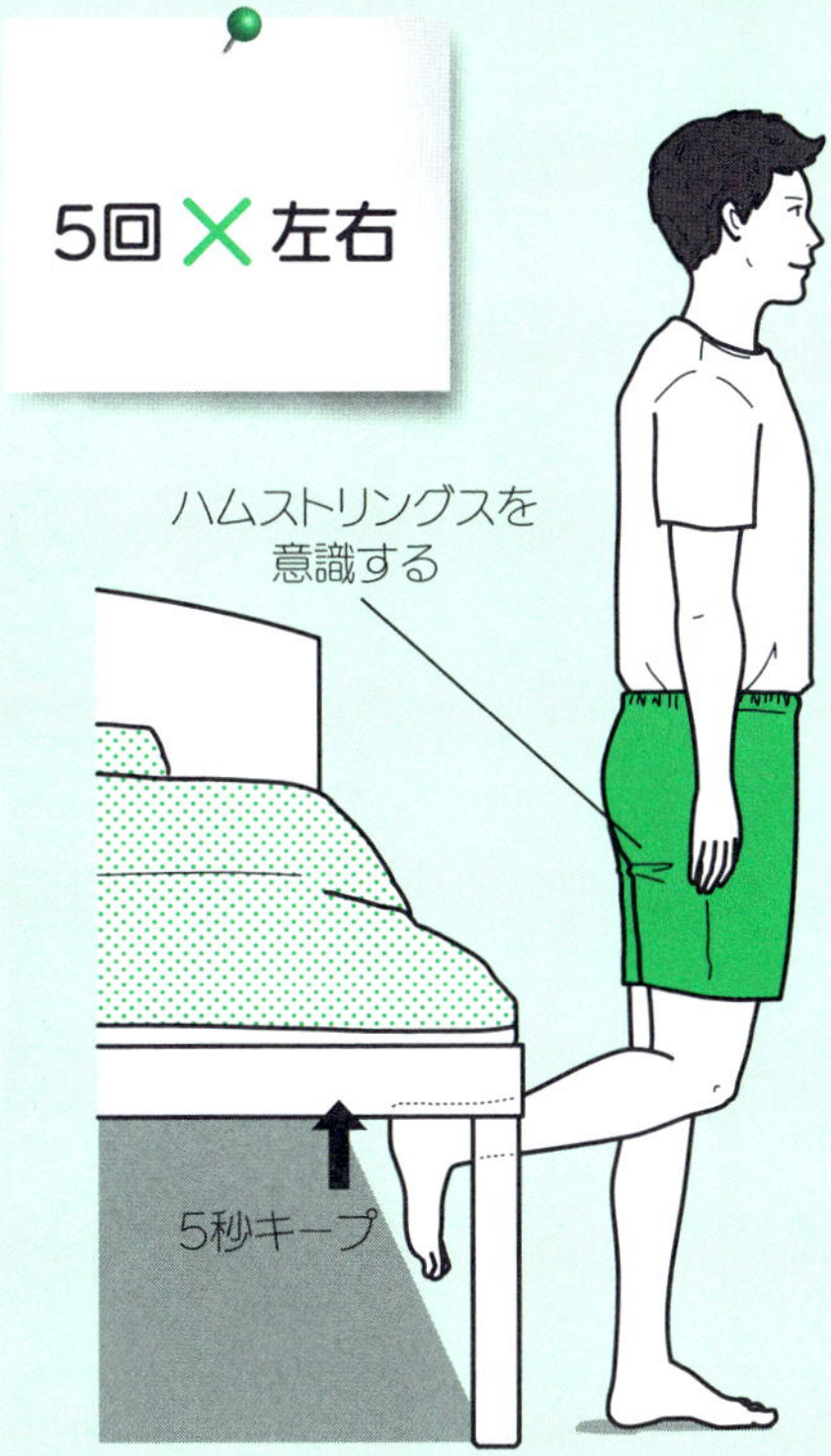

膝を曲げて歩き、歩行能力が低下している高齢者にオススメ

❶立った姿勢で、ベッドの下の部分など50㎝くらいの高さのところに、足首の後ろを引っかける
❷足を持ち上げる感じで力を入れて5秒キープ。左右5回繰り返す

POINT!

もも裏側、ハムストリングスを意識して力を入れる

ベッドの下の部分などに押しつけた足首に力を入れるとき、ハムストリングスを意識するようにしましょう。高齢者は、転倒などを予防するため、安全を考えて壁や机に手をついて行ってください。

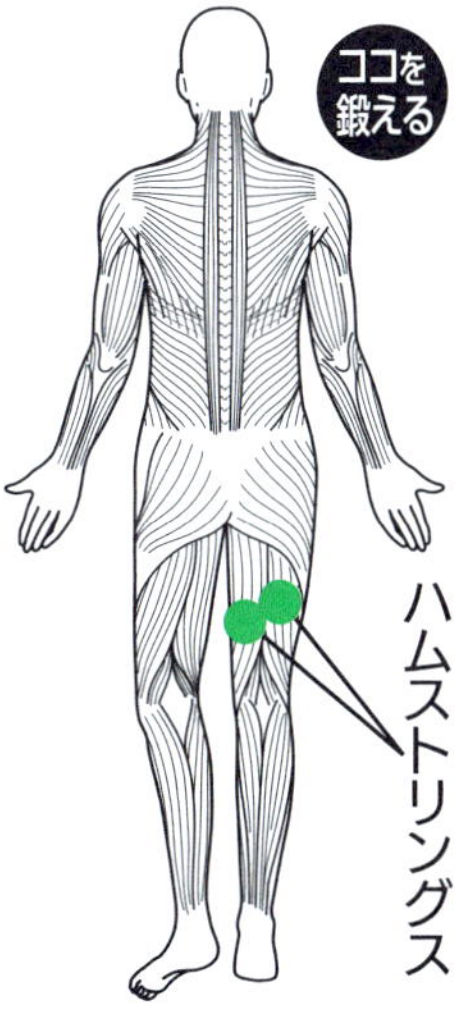

おすすめ生活習慣「後ろ歩き」と「杖」

生活習慣 1

1日1回「後ろ歩き」

足腰はしっかりしているけれど、歩行中の重心移動がうまくできないために歩き方がぎくしゃくしている人や、歩きにくさを感じている人には、1日のどこかで「後ろ歩き」をすることをおすすめします。

普通に歩くときは進むほうに顔を向け一方のかかとがついてから、もう一方の足の指の腹で地面を蹴りますが、後ろ歩きはその逆。進むほうに背中を向け、足の指の腹が地面につくところからスタートして、かかとがつくという順番で歩くのです。

このように後ろ歩きをすると前出の歩行に使う3つの筋肉のうち、大内転筋を除いた大臀筋とヒラメ筋の2つを、前歩きの6倍も使うことになるのです。

1日に1回でいいので、どこかのタイミングで後ろ歩きをすることを習慣にすると重心移動がスムーズになります。

歩き方の悪い癖がとれてスムーズに歩けるようになれば、後々の歩行寿命も延びるでしょう。

生活習慣 2

早い時期から「杖」を使う

2つ目におすすめしたいのは「杖」です。

歩行能力の衰えを意識したり、転倒の心配があったりする場合は杖を使って歩きましょう。杖を使って歩くことで、なんと前出の、大臀筋、大内転筋、ヒラメ筋、ハムストリングスのすべてが鍛えられます。

　筋力低下が進行した末期の変形性膝関節《へんけいせいしつかんせつ》症《しょう》や変形性股関節症《へんけいせいこかんせつしょう》の人でも杖を使って歩くと膝関節や股関節にかかる負荷が減り、ラクに歩くことができるのです。

　また杖を使って歩くことで腹筋も鍛えられ、曲がった背中を伸ばし姿勢をよくする働きも期待できます。

　私が勤める病院では、筋力が低下した高齢の患者さんの歩く機会を減少させないために、比較的早い時期から杖を使うことを推奨しています。

　意外に思われるかもしれませんが、早めに杖を使うことが、加齢で背中や膝が湾曲することの予防にもなるのです。

「後ろ歩き」トレーニング

❶大股で足を後ろに引いて、つま先から着地して、親指の腹で地面を蹴って後ろに歩く

❷太ももとお尻に力が入っていることを意識しながら、ゆっくり体重移動をして、2～3分後ろ歩きを続ける

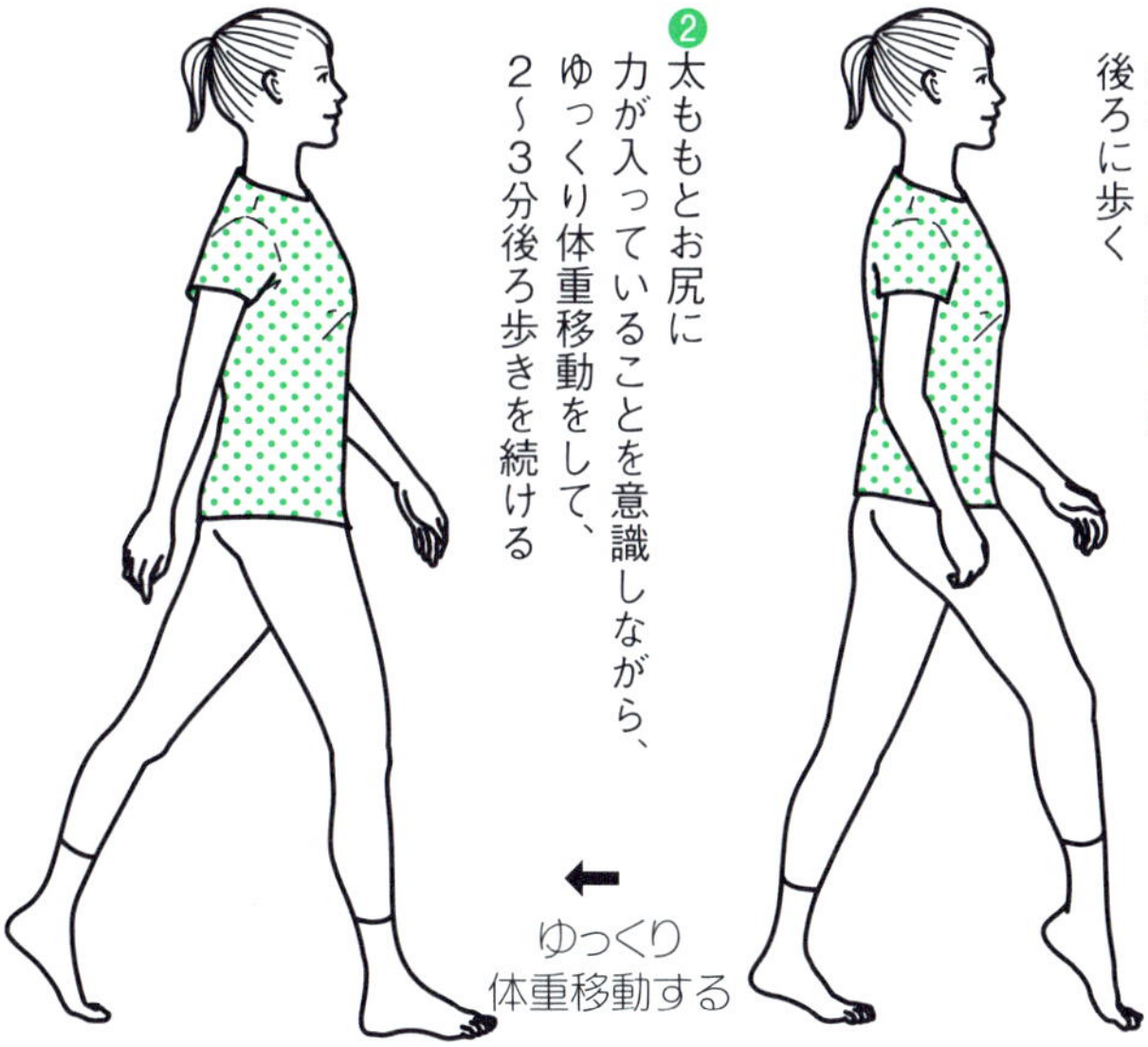

Section 4

正しい姿勢を保つために必要な5つの筋肉

悪い姿勢を立て直し、正しい姿勢を長く維持するために、縮んで硬くなった筋肉を鍛えましょう。

悪い姿勢は歩行不足から

　歩行能力の低下と並び、現代人に多い特徴は悪い姿勢です。その要因には、長時間のパソコンやスマホの操作、座りっぱなしの生活や仕事など。また、頬づえをつく・足を組む・荷物を片側で持つなど、普段の何気ない動作も姿勢を悪くする要因でしょう。

　しかし、姿勢の崩れに最も悪影響を及ぼしているのが、日頃の歩行不足や運動不足です。歩行や運動に使われる筋肉のほとんどは姿勢を維持するために必要な筋肉。つまり普段から歩かない、身体を動かさない生活をしていると姿勢を維持する筋肉も衰えるのです。

　その結果、ねこ背や反り返った悪い姿勢になったり、長く立ったり、座ったりすると正しい姿勢が保てなくなります。歩いている間に、姿勢が少しずつ崩れていくようなことも起きやすくなります。

　このような悪い姿勢を改善し、正しい姿勢を維持するために鍛えたいのは、臀部の大臀筋《だいでんきん》と腹部の腹直筋《ふくちょくきん》。そして背部から腰部にかけてある多裂筋《たれつきん》と上《じょう》後鋸筋《こうきょきん》・下《か》後鋸筋《こうきょきん》、股関節にある大内《だいない》転筋《てんきん》です。

　そもそも、姿勢の善し悪しに、自分の筋肉の状態が関わっていると考えたことがないかもしれません。「姿勢をよくするために筋力トレーニングをする」という発想自体、持ったことがないでしょう。

　まずは、以上の5つの筋肉部位が姿勢の維持にどのように関わっているのか、そこから解説しましょう。

長時間のパソコンやスマホの操作だけでなく頬づえをつく・足を組む・片側だけで荷物を持つなどの何気ない動作も姿勢を悪くする

姿勢を安定 大臀筋

大臀筋は姿勢を安定させて維持する、土台になる筋肉です。大臀筋が加齢や生活習慣の影響で衰えてくると、反対側のお腹が突き出てしまい、後ろに反り返った姿勢になります。ちなみにお腹が出て反り返った姿勢は年配の人に多く、若い人にはほとんどありません。

また、大臀筋が緩むと土踏まず（足の裏のアーチ）が保てなくなり、立ったときの身体の重心がずれてしまい姿勢が保てなくなります。長い時間立っていると膝や腰にくる人は、大臀筋が弱っていることが推測できます。

こうして大臀筋が弱って姿勢が悪くなると、どうしても老けた印象になりがちです。

姿勢を維持 腹直筋

腹直筋は腹部の前面に垂直に位置し、肋骨と骨盤を結んで体幹の姿勢を維持しています。そもそも腹部は、胸部の肋骨や腰部の骨盤のような骨格がないため、姿勢の癖が筋力に反映されやすいのです。

日頃から座り方や立ち方、歩き方が左右どちらかに偏っている人ほど腹筋が衰えて身体を内側に閉じる姿勢をとってしまいます。また、腹筋が衰えるとぽっこりお腹の体型になります。さらに腹筋の衰えは背筋にも影響し、背骨のS字カーブが崩れます。腹直筋のトレーニングで体幹部がしっかりすれば、年齢に関係なく正しい姿勢を取り戻すことができます。

歩かない、身体を動かさない生活は
姿勢を維持する筋肉を衰えさせる。
姿勢をよくする筋力トレーニングが必須

姿勢を保つ 上・下後鋸筋

首の下の背部にあり肋骨を引き上げている背筋が上後鋸筋で、腰部の上にあり肋骨を下に下げている背筋が下後鋸筋です。どちらも肋骨が担う呼吸を助ける筋肉です。

特に若い世代に多い、歩きスマホでのうつむき加減の姿勢や、胸より肋骨が飛び出している姿勢をとっていると、2つの鋸筋が硬くなり、まっすぐな姿勢が保てなくなります。仰向けが苦しくて横向きに丸まって寝る人も、鋸筋が硬くなっていることが多いでしょう。

上後鋸筋も下後鋸筋も、立っている状態では比較的動かしにくい筋肉です。その点を考慮し、仰向けに寝て行うストレッチトレーニングを紹介します。

背筋を伸ばす 多裂筋

多裂筋は、背部の首の下から腰椎《ようつい》までを縦に走る、脊柱起立筋《せきちゅうきりつきん》群に属する筋肉。脊柱を正しい位置にして姿勢を維持する役目を担っています。

多裂筋が車の運転やパソコン操作などの長時間の座位で縮むと、背骨のS字カーブが保てなくなります。

すると首が前に出て背中が丸くなり、背中が丸くなったことで腰が曲がり、腰が曲がったことで膝も曲がります。背中、腰、膝が曲がると、背筋が伸びない姿勢をとるようになるのです。

多裂筋のトレーニングで、丸まった背中や腰を伸ばしましょう。多裂筋を使って腹部の丹田に力が入れば、おのずと姿勢がシャンとします。

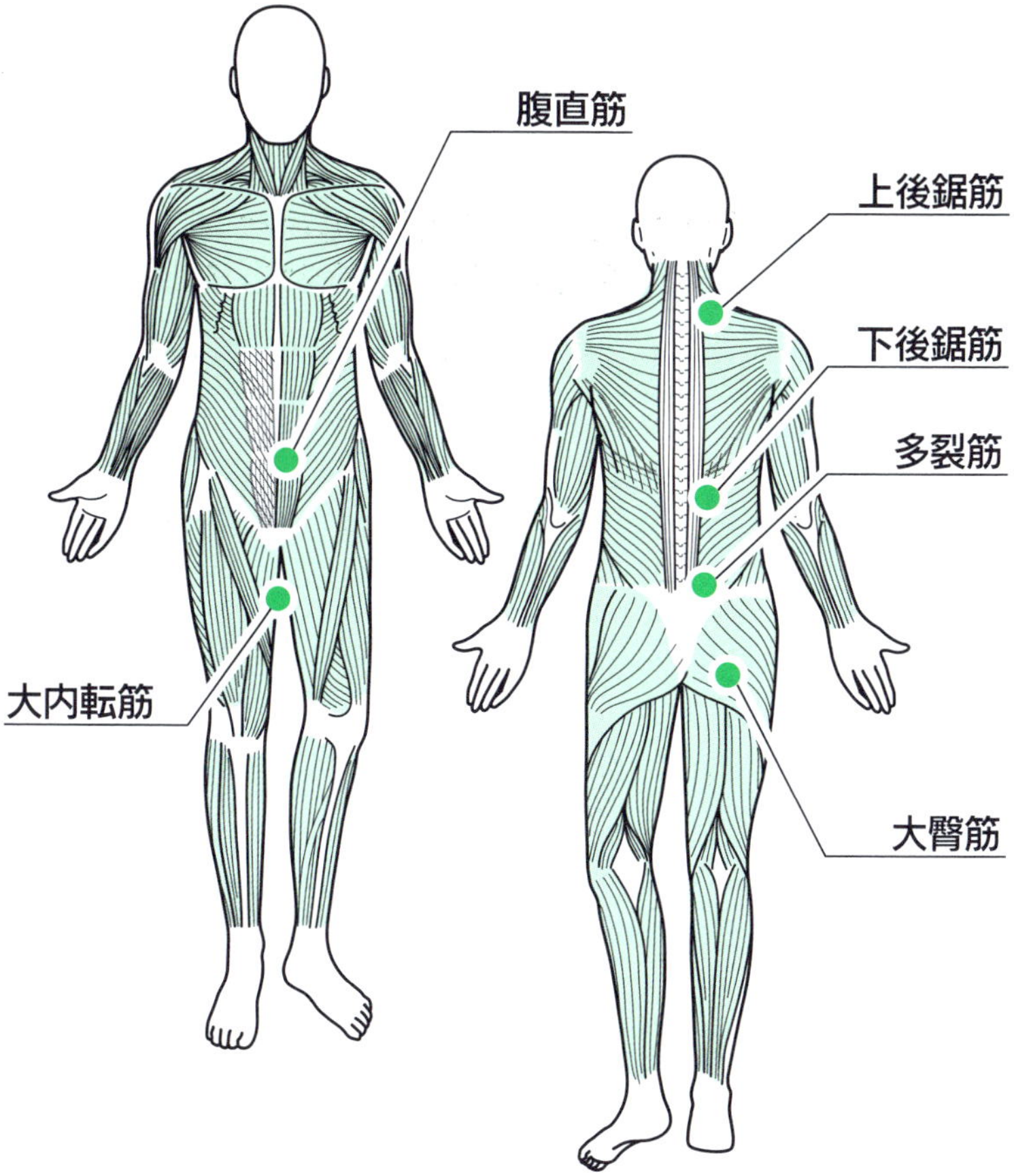

歩行を支える 大内転筋

大内転筋は、内ももの内転筋群に属する筋肉です。膝を伸ばして正しく歩くことで、大内転筋が鍛えられます。歩行のバランスを保つ大切な筋肉で、普段からよく歩いてこの筋肉を使っていると太ももがたるまず、姿勢のバランスが保たれてすっきりします。

また大内転筋のトレーニングで太ももや膝がしっかりすると、歩いているときの姿勢が崩れにくくなります。

さらに大内転筋のトレーニングでは、もともと緊張しやすい股関節の筋肉が緊張しなくなります。股関節が緊張しなくなると、椅子に長く座ったり、立ち続けたりしても姿勢を保つことが以前よりつらくなくなるでしょう。

Section 5

1分でできる! 正しい姿勢を支える

筋力トレーニング

自分でできるラクラク簡単筋トレで、
姿勢を支える筋肉を気持ちよく鍛えてください。

姿勢がよくなる簡単トレーニング

姿勢をよくするためにトレーニングする筋肉は大臀筋、腹直筋、上後鋸筋・下後鋸筋、多裂筋、大内転筋の5つです。

毎日全部のトレーニングを行う必要はありません。1日1回、1つを行えば十分。どれもかかる時間は1分程度なので、習慣にしやすいでしょう。

トレーニングを選ぶ際の参考に、各筋肉が衰えたときに現れやすい姿勢の特徴を挙げました。

また、最初に姿勢がよくなるトレーニングをいくつか行ってみて、「姿勢が伸びる」「気持ちいい」「やりやすい」と感じるトレーニングを1つか2つ続けてみるのもいいでしょう。

トレーニングの前後に全身を伸ばす「ストレッチ」

全身を伸ばすストレッチで腰椎のカーブを伸ばしましょう。

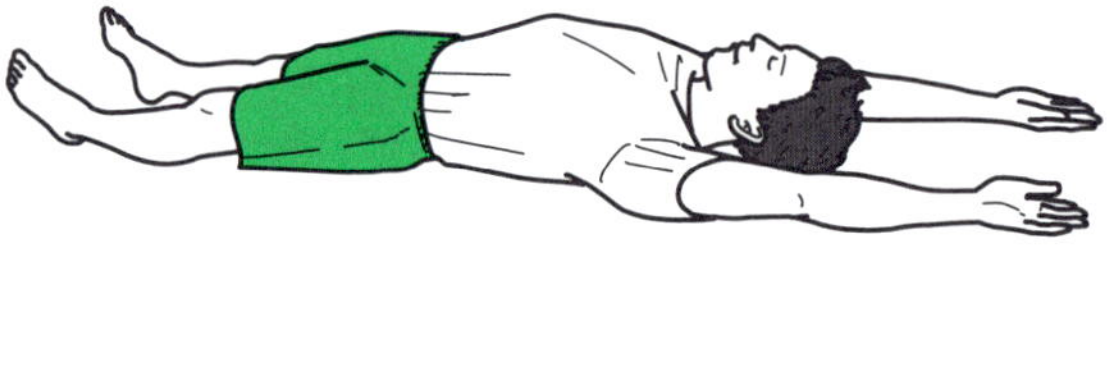

●仰向けに寝て、全身を思いっきり伸ばして脱力する動きを3〜5回繰り返す。伸ばしながら、気持ちよさを感じて。

大臀筋のトレーニング

10回 ✕ 左右

反り返った姿勢の人や、姿勢が安定しない人にオススメ

❶仰向けに寝て足を軽く開き、電話帳くらいの厚さの本か台の上に片足のかかとをのせる
❷お尻を持ち上げて3秒キープ。左右10回繰り返す

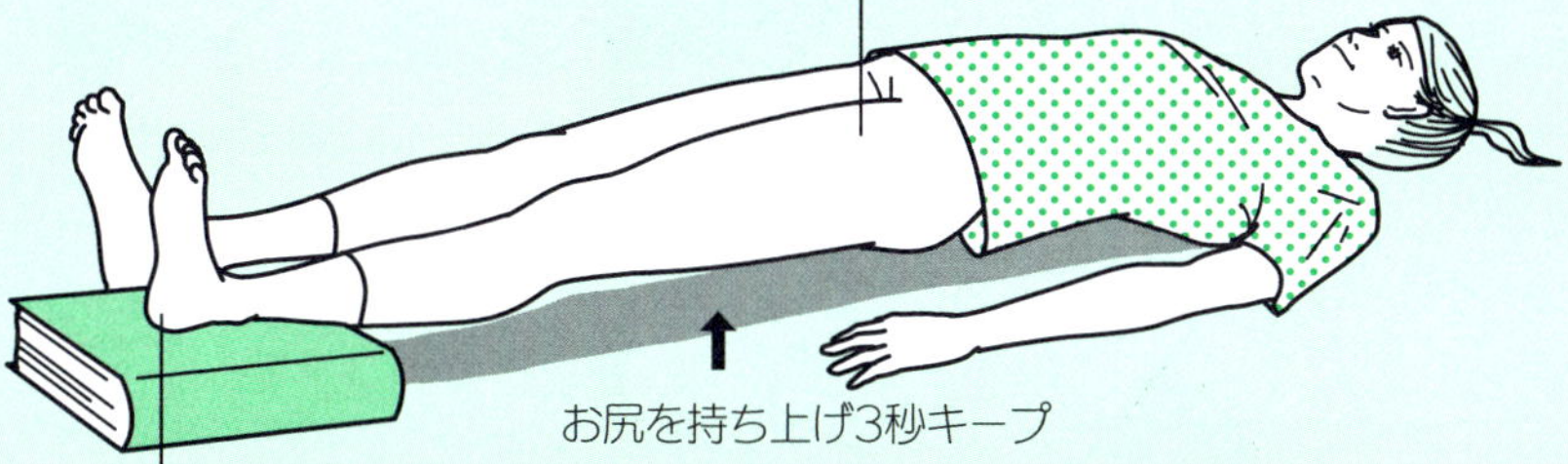

POINT!

股関節を内側にひねる感じでかかとの内側を押しつける

お尻を持ち上げるときは、電話帳にのせた足のかかとの内側を下に押しつけ、やや股関節を内側にひねる感じにして、お尻の外側を浮かせましょう。電話帳がない場合は、百科事典や辞書などを代用してください。

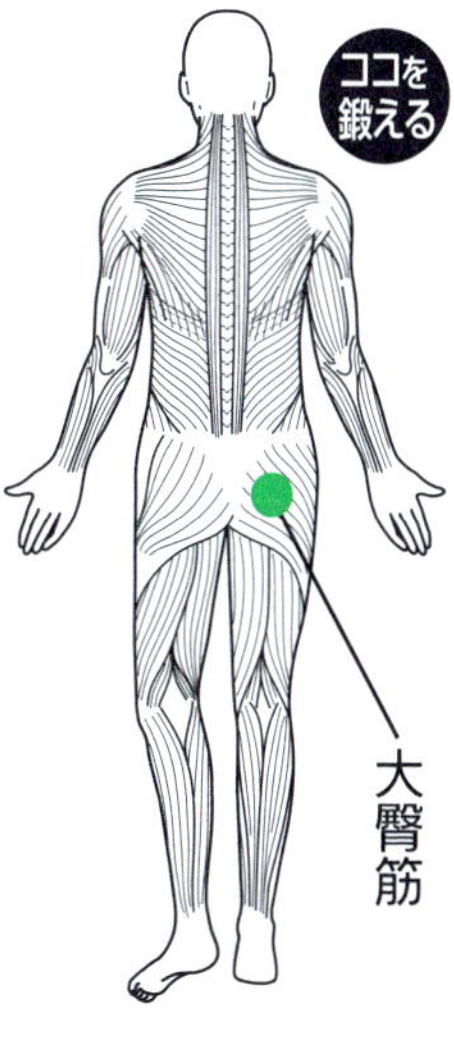

ねこ背やお腹を突き出して立つ人にオススメ

❶仰向けに寝て頭の後ろで手を組み両膝を立てる
❷そのまま起き上がれるところまでゆっくり起き上がり、元に戻るのを5回繰り返す

5回

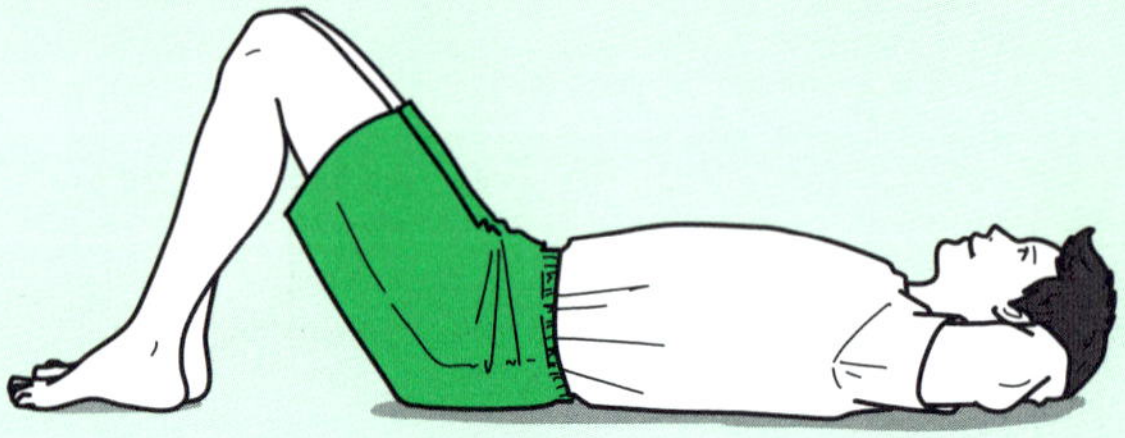

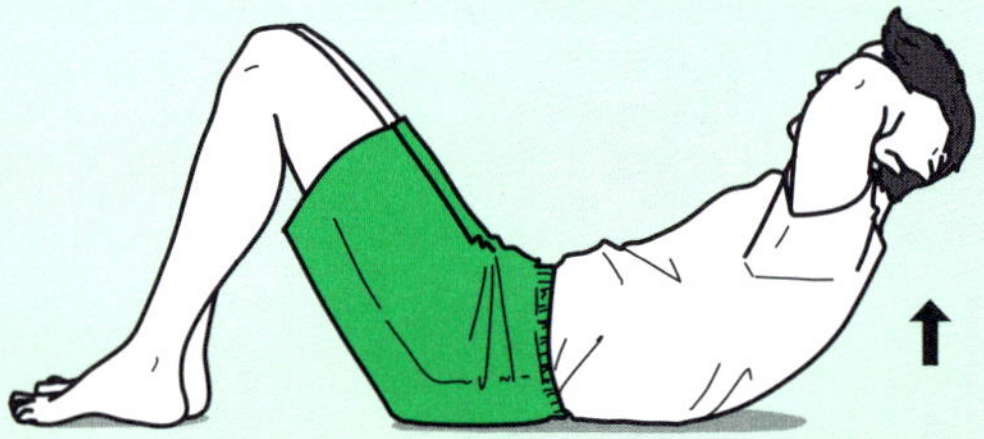

肩甲骨を持ち上げるように意識する

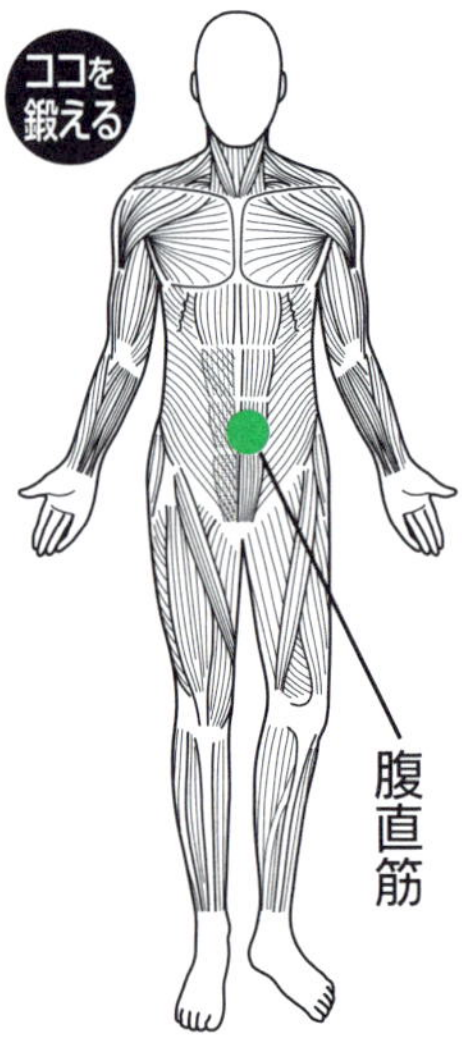

POINT!

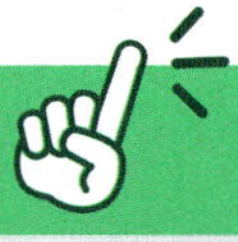

反動をつけて起き上がったり無理におへそをのぞきこまない

膝を伸ばして行うと腰部の激しいストレスに。必ず膝を曲げて、肩甲骨を持ち上げるように意識して起き上がります。反動をつけて起き上がったり、起き上がったときに首を曲げて無理におへそをのぞきこむ必要はありません。

上後鋸筋・下後鋸筋のトレーニング

5回

うつむいた姿勢が多い人にオススメ

❶仰向けに寝て、背中の下にクッションを敷いて、胸を開く

❷肋骨の一番下の骨を押し上げるようにしながら息を吸い、息を吐きながら力を抜く。5回繰り返す

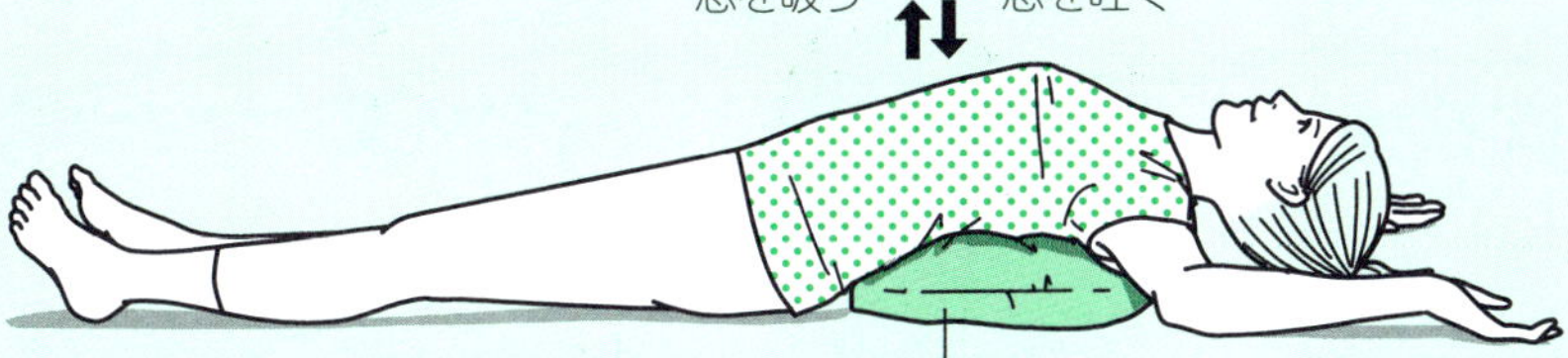

POINT!

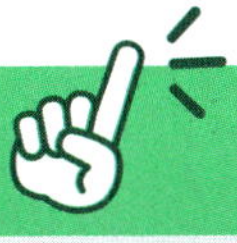

ゆっくりした呼吸に合わせてゆっくり肋骨を動かす

肩や腕には力を入れずに、ゆっくりとした呼吸に合わせて肋骨を上に押し上げて、ゆっくり動かしてください。上後鋸筋も下後鋸筋も、立っている状態では比較的動かしにくい筋肉なので仰向けに寝て行うトレーニングです。

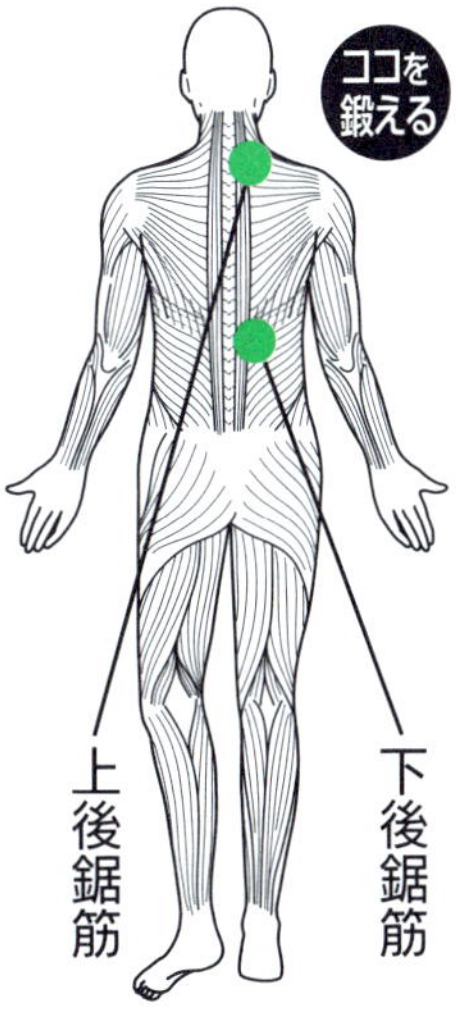

多裂筋のトレーニング

背中や腰が丸くなる人、背筋がシャンとしない人にオススメ

3回 × 左右

❶両手の平と両膝を床につけて四つん這いになる
❷❶の姿勢から片手を前に出し、反対側の足をやや上方に上げて戻すのを左右3回繰り返す

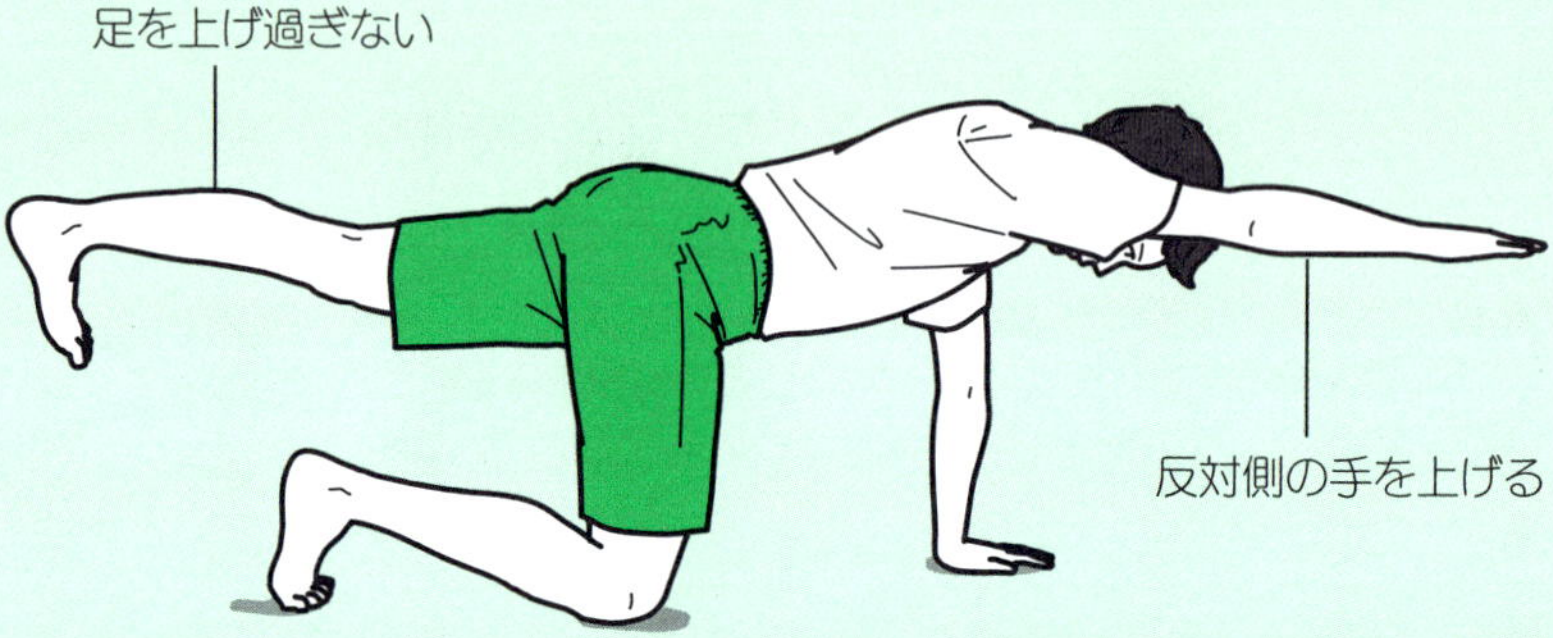

足を上げ過ぎない
反対側の手を上げる

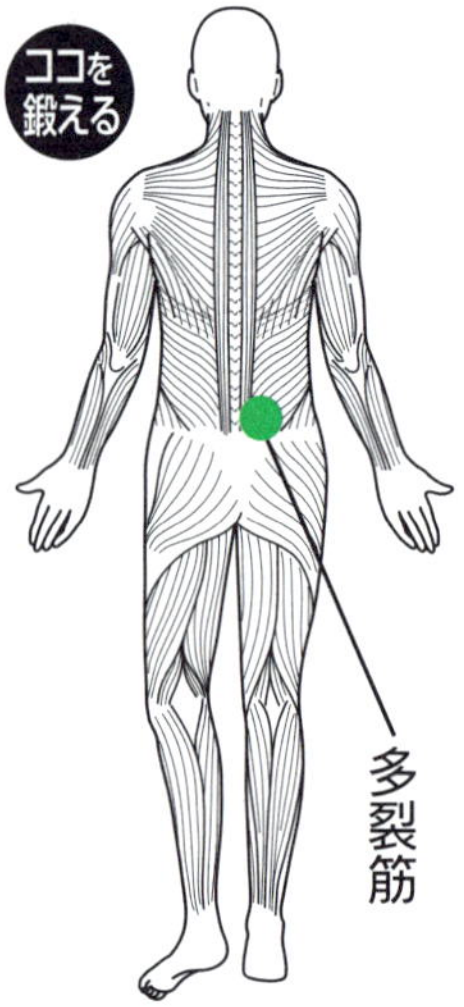

ココを鍛える
多裂筋

POINT!

ひじと膝を伸ばし足と手は高く上げ過ぎないように

両手両膝をついたとき、自分の身体が机になったイメージでバランスをとります。床の上にマットを敷いて行うか、カーペットの上で行いましょう。ひじと膝を伸ばし、足と手は高く上げ過ぎないように。

大内転筋のトレーニング

5回

歩いていると姿勢が崩れる人、股関節が痛くなる人にオススメ

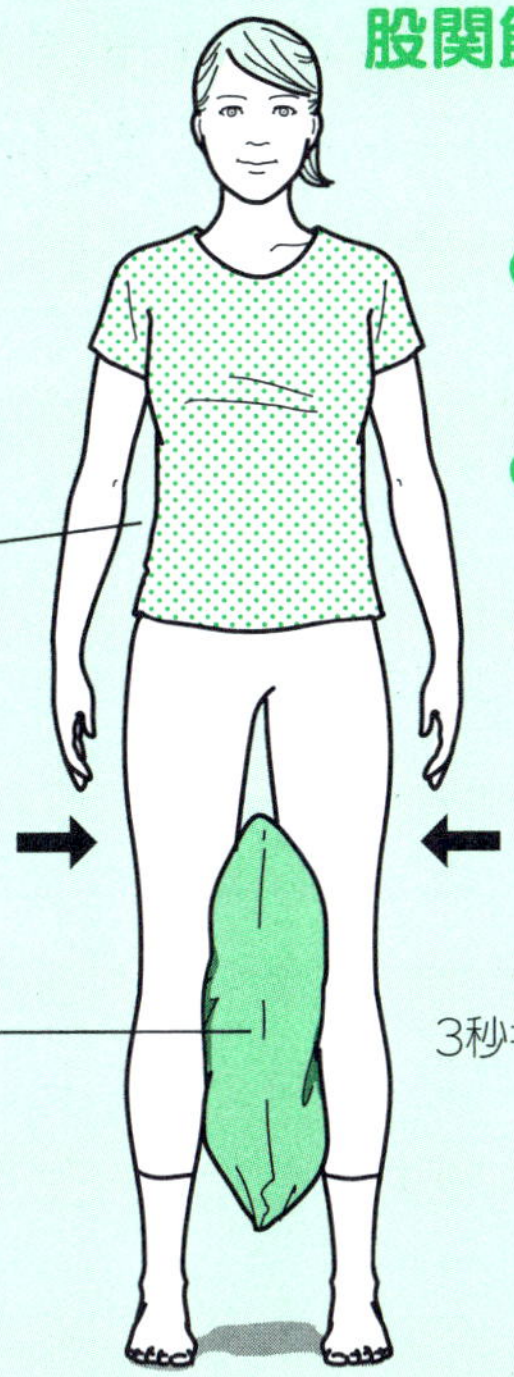

背筋を
伸ばす
クッションを
はさむ
3秒キープ

❶立って足を開き、膝頭のあたりにクッションをはさむ
❷内ももに力を入れて3秒キープ。5回繰り返す

POINT!

クッションをはさんだとき膝頭が外に向かないように

背筋を伸ばして立つことと、クッションをはさんだときに膝頭が外を向かないように注意しましょう。このトレーニングを行ってみて腰や膝が痛くなる人は、仰向けに寝て同様に行ってください。

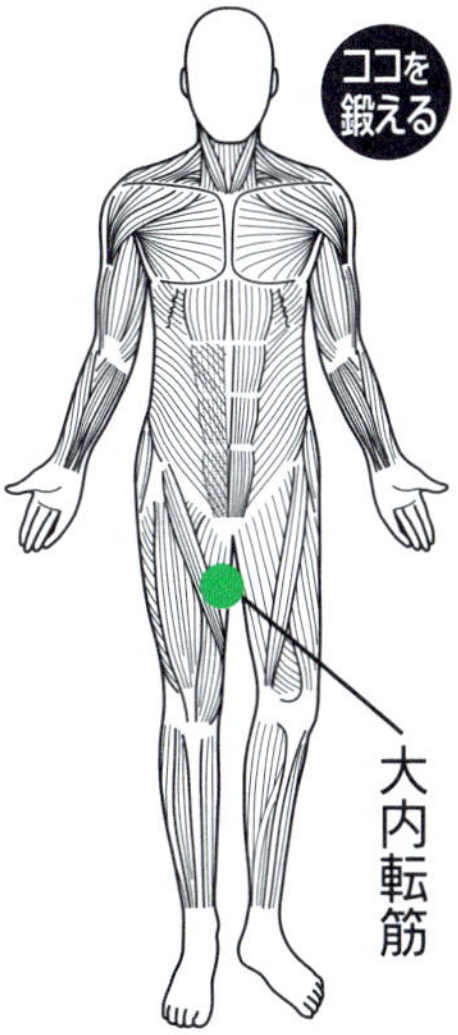

ココを
鍛える
大内転筋

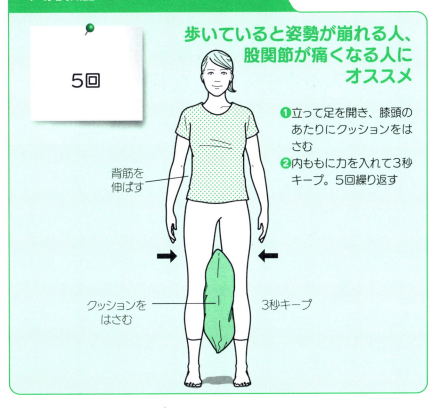

Column

マネると損する!?
モデルウォーク＆女優ウォーク

私は職業柄テレビを見ていると、モデルや女優の姿勢や歩き方に注目してしまいます。残念なのは大半が、間違った歩き方をしていることです。

合格点は背筋を伸ばして歩いていることだけで、それ以外はすべて身体によくない歩き方です。

膝を曲げて足を高く上げて歩き、歩幅や手の振りが大きいのです。また、歩きながら肩が前後に動き、腰も左右に大きく揺れています。つまり、不自然な歩き方なのです。これは長い足をさらに長く見せたり、スタイルのバランスをよく見せることを狙った、ビジュアル重視の歩き方です。

全体的に爽快感も演出されているので、画面上ではキレイでカッコよく歩いているように見えます。しかし、本来の意味ではキレイな歩き方ではなく、まぎれもなく腰や膝など身体によくない歩き方です。

モデルや女優は普段はこの歩き方をしていないと思いますが、一般の人が「私もキレイに歩きたい」と憧れてマネをすることが心配です。

安易にマネすると、歩行や健康にいい影響はありません。姿勢の崩れだけでなく、スタイルの崩れも招くでしょう。ぜひ心に留めておいてください。

Chapter
2

筋力低下しやすい筋肉の筋力向上トレーニング

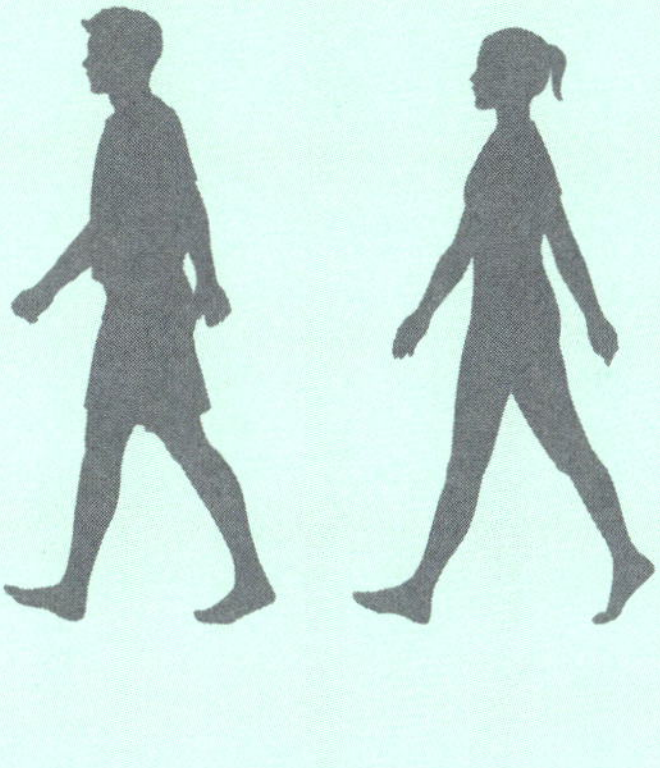

30代から衰えやすい筋肉6つをトレーニング。
筋力低下を放置していると体型の崩れや慢性の痛みだけでなく
生活習慣病のリスクも高まります。
筋肉の働きを知るとトレーニングのモチベーションもアップ！

Section 1

歩行力や姿勢維持力も低下、衰えやすい筋肉

歩かない、動かない生活の影響を受けて
筋力が低下する6つの筋肉を鍛えれば老化や病気予防に。

30代から筋力が低下する!?

移動手段や生活手段が便利になった現代は、ほとんど歩かなくても、それほど身体を動かさなくても、生活ができるようになりました。

その結果、本来なら歩行や生活動作で頻繁に使う筋肉を使わなくなり、多くの人たちに年齢よりも前倒しで筋力低下が起きるようになったのです。

昔は、だいたい50代を過ぎた頃から筋力の衰えを意識していました。今は筋力の低下を30代で意識することが珍しくありません。

例えば、いつもより少し多めに歩いたときや、ちょっとした立ち仕事をした際に筋力の衰えに気づかされたりするのです。

生活習慣病リスクも高くなる

その筋力の衰えが体力の衰えにつながり、体型の崩れや肥満となって現れます。腰痛、膝痛、肩こり、股関節痛など、慢性の痛みにもつながっていくでしょう。

筋力の衰えとともに血液循環や身体の代謝も悪化することで、動脈硬化、高血圧、糖尿病、呼吸器疾患といった病気も発症しやすくなります。さらに将来的には、転倒での骨折や寝たきりのリスクも高くなります。

また、前倒しの筋力低下が影響し、若い世代の歩行力や姿勢の維持力をますます低下させているといえます。

筋力の衰えに対しては、早めの対処が必要です。

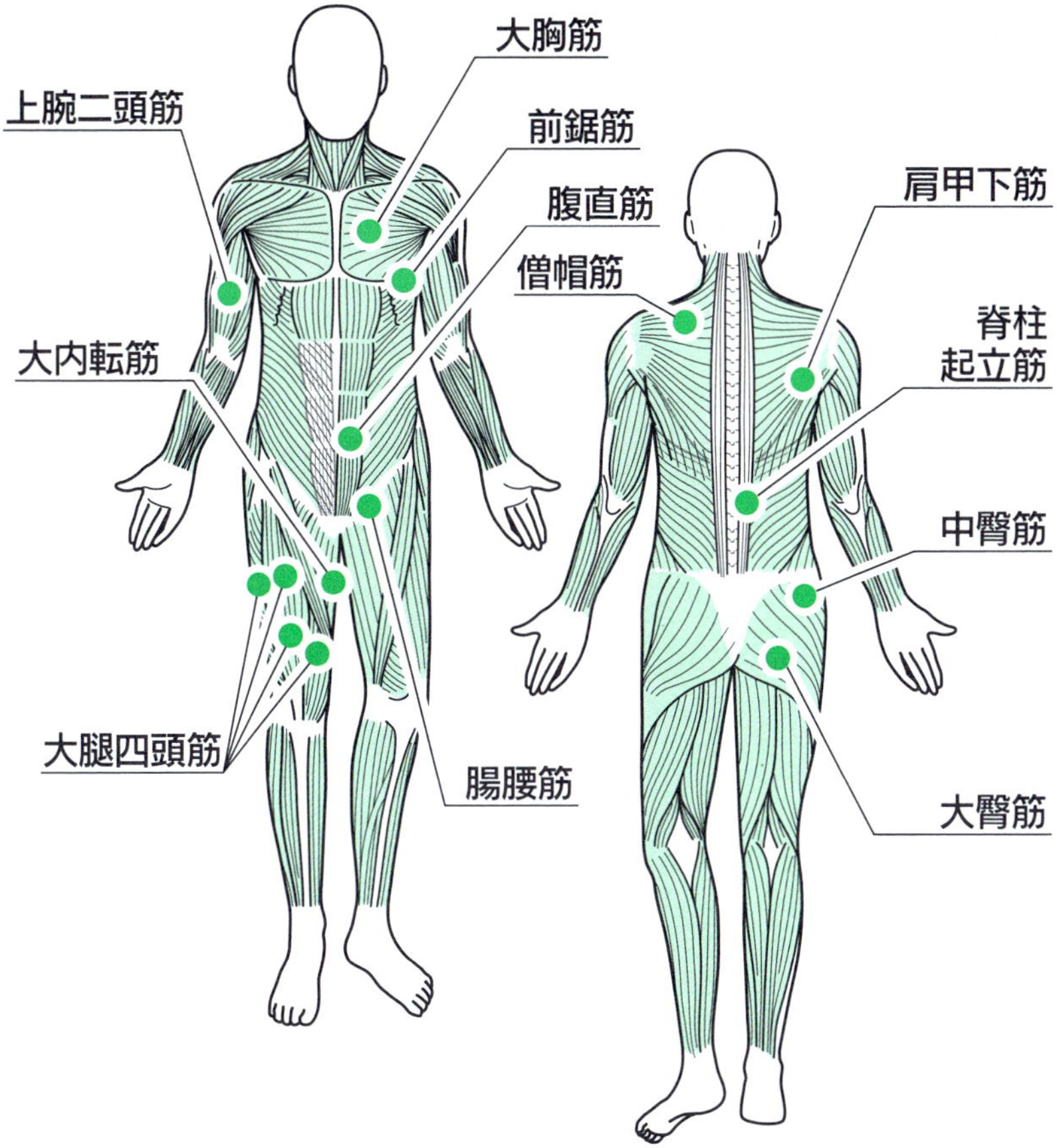

筋肉の衰えで起きやすい症状

歩かない動かないという生活の影響をとくに受けやすい腹筋、背筋、臀筋、脚筋、胸筋、肩腕部周辺の筋肉のトレーニングを、気づいた今からすぐに始めましょう。筋肉の衰えで起きやすい症状を紹介します。

★腹筋＝腰痛、下腹太り、疲れやすい

★背筋＝ねこ背、肥満、体型の崩れ、骨粗しょう症

★臀筋＝腰痛、冷え症、尿もれ、生理痛、足のもつれ、転倒しやすい

★脚筋＝腰痛、膝痛、歩くのが遅くなる、外反母趾《がいはんぼし》、冷え症、むくみ

★胸筋＝肩こり、腕のむくみ、五十肩

★肩腕部周辺の筋肉＝四十肩、五十肩、肩こりに関連した頭痛や不眠

Section 2

中年を意識する頃に
急速に衰える腹筋

腰痛、ぽっこりお腹、疲れやすいのは腹筋の衰えが主な原因。腹直筋を鍛えて引き締めて。

目に見えてわかる中年の腹筋の衰え

自分よりも年下の人たちの動きのキレや、引き締まった体型を見て「うらやましい」と思った瞬間から、中年の扉が開かれます。なかでも目に見えてわかるのが、腹筋の衰えでしょう。

腹筋が衰えてくると、腹筋の拮抗筋でもある背筋が縮んで姿勢が崩れ、腰痛が起きやすくなります。

また肋骨《ろっこつ》のガードが緩むので、内臓の働きが低下して疲れやすくなり、お腹回りに脂肪がつきやすくなります。若い頃やせていた人でも、ある時期からぽっこりお腹になるのは加齢による基礎代謝の低下のせいでもありますが、それ以上に腹筋の衰えが大きく影響しているでしょう。

ところで、排便の際にも腹筋を使います。高齢になると常習化する便秘には、腹筋の衰えが影響しています。

腹筋の衰えには、日頃の姿勢と歩き方が密接に関係しています。普段から姿勢が悪い、歩かない生活を送っている人ほど腹筋の衰えが早いのです。

車での移動が多く、普段からあまり歩いていない人ほど積極的に腹筋を鍛えるようにしましょう。

腹筋の主なものには腹直筋《ふくちょくきん》とわき腹の腹斜筋《ふくしゃきん》がありますが、腹斜筋のトレーニングはねじる運動のため腰痛を引き起こしかねません。ここでは、肋骨から骨盤の下方までのお腹の真ん中にある、腹直筋を鍛えるトレーニングを紹介します。

腹直筋を鍛えて筋肉が復活すると、おのずと姿勢もよくなっていきます。

腹直筋のトレーニング

5回

中年以降の腹筋は、腹直筋だけ鍛えれば十分

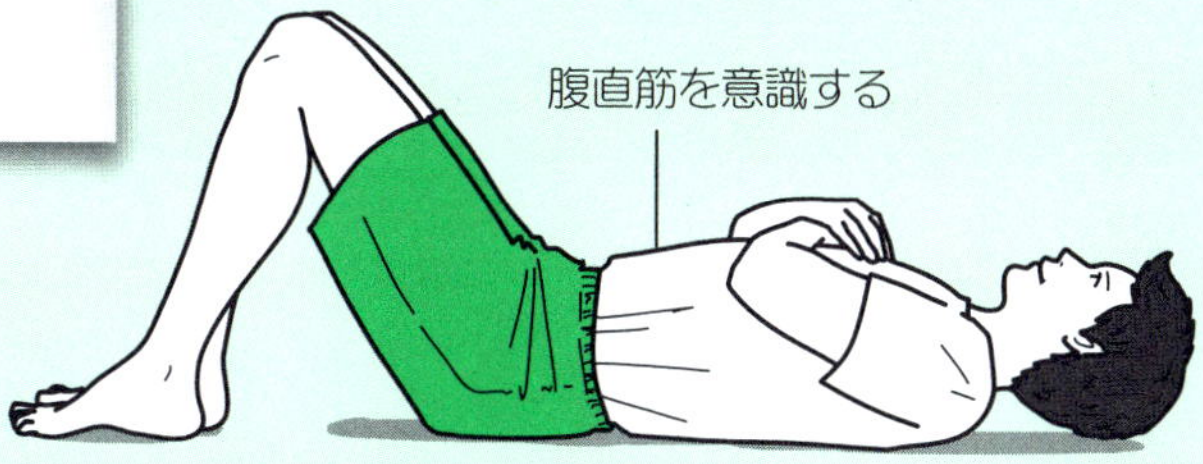

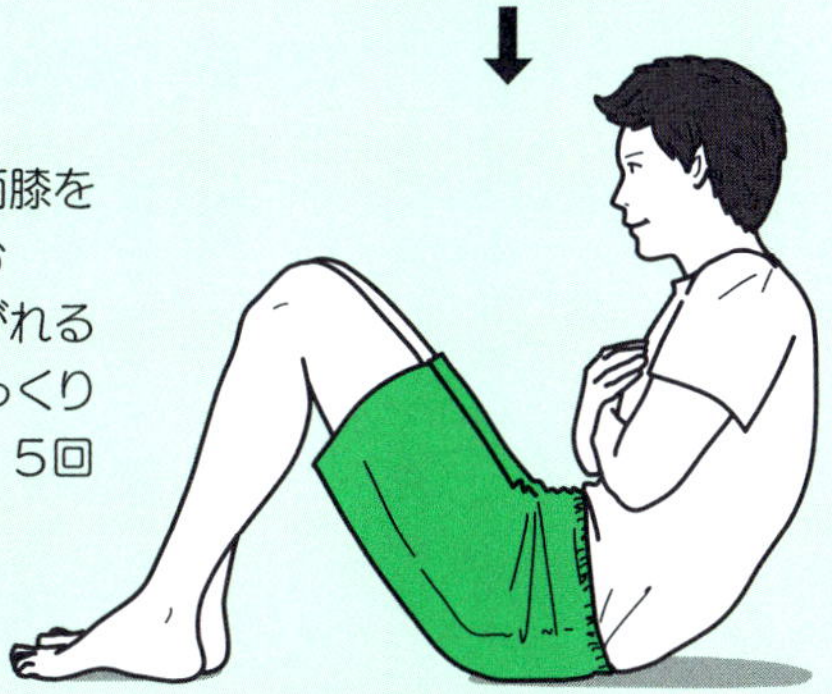

❶仰向けに寝て両膝を立て、腕を組む
❷自分が起き上がれるところまでゆっくりと起き上がる。5回繰り返す

POINT!

腰痛や股関節痛予防として必ず膝を曲げて行う

膝を伸ばして腹直筋を鍛えると腰痛や股関節痛の原因になるので、必ず膝を曲げて行います。腰痛がある人で痛みが強いときはトレーニングを中止してください。15～30分間のうつ伏せ寝でも腹筋がつきます（P.86参照）。

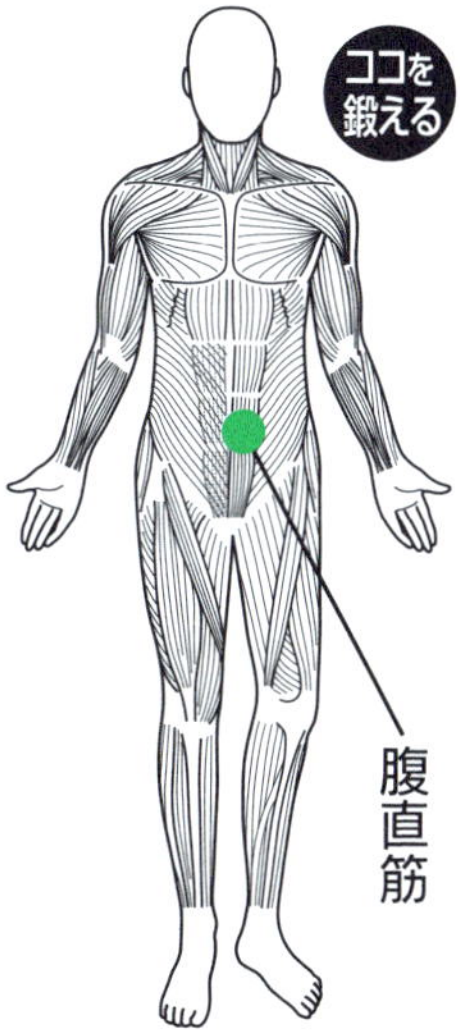

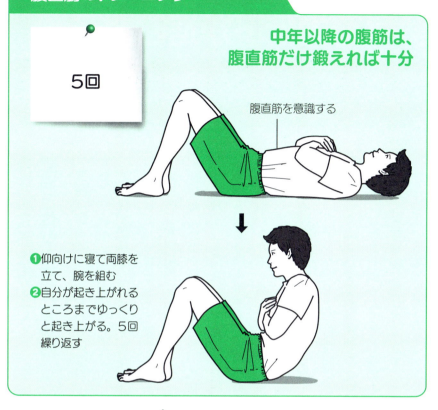

Section 3

中高年より若い世代の
筋力低下が進む背筋

近年、特にスマホの操作が背筋を衰えさせています。
若い人ほど、背筋のトレーニングが必要です。

脊柱起立筋を鍛えて肥満と体型の崩れを予防

背筋は座っていても立っていても、動いているときも必ず使う筋肉です。

背筋の主なものには、腕を後ろに引く広背筋《こうはいきん》と、背骨を支えて直立の姿勢を維持する脊柱起立筋《せきちゅうきりつきん》があります。

脊柱起立筋は背筋のメインで、最長《さいちょう》筋《きん》、腸肋筋《ちょうろくきん》、多裂筋《たれつきん》など、複数の筋肉からなる大きな筋肉群です。脊柱起立筋は普段から身体を動かしていると落ちにくく、働き者につきやすい筋肉だともいわれています。

その一方で、作業などで長時間にわたってとり続けた姿勢や、普段の生活での立ったときや座ったときの姿勢の癖などでも脊柱起立筋は衰えます。

最近の悪い姿勢の代表は、スマホを見るときの頭を前に下げた姿勢です。長時間にわたるこの姿勢が、脊柱起立筋にかなりのダメージを残すのです。

そもそも脊柱起立筋は抗重力筋の代表格で、重力に逆らい脊柱を後ろに引っ張ることで直立姿勢を作っています。

ですから脊柱起立筋が衰えると、重力に逆らえなくなります。脊柱を後ろに引っ張ることができなくなって、転びやすい前傾姿勢や、腰痛や膝痛を起こしやすいねこ背になるのです。

また脊柱起立筋が衰えると基礎代謝が低下し、背筋の拮抗筋である腹筋も衰えて肥満や体型の崩れを招きます。

脊柱起立筋のトレーニングで背すじをきちんと伸ばして、肥満や体型・姿勢の崩れを予防してください。このトレーニングを習慣にしていると、骨粗しょう症の予防にも役立ちます。

脊柱起立筋のトレーニング

10回

ねこ背や前傾姿勢になりやすい人に必須

❶うつ伏せに寝て腕を前に出し、へそから骨盤にかけての位置に薄めの座布団（2つ折り）か、大きめのクッションを敷く
❷腕でゆっくりと上体を押し上げる。10回繰り返す

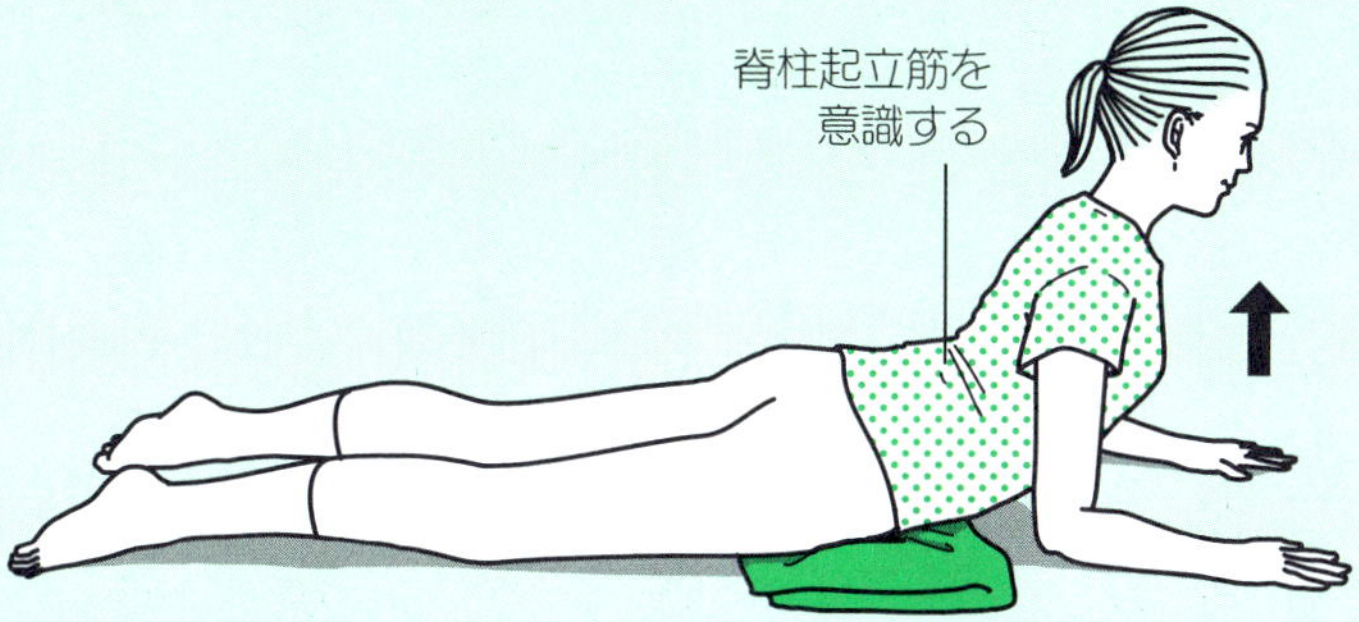

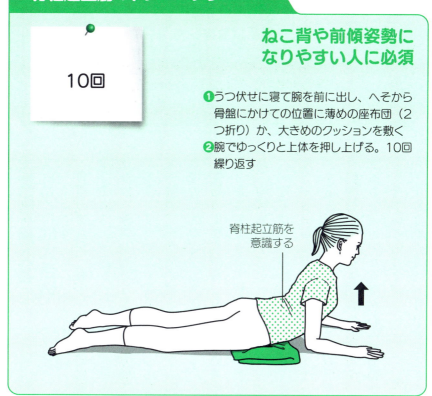

POINT!

脊柱起立筋に軽く負荷をかけて気持ちよく背筋を伸ばす

座布団を敷くのは、上体を起こしたときの腰部への負担を減らすためです。トレーニングに慣れてきても、必要です。また上体を起こすときは脊柱起立筋に軽く負荷をかけて、背筋を気持ちよく伸ばすようにしてください。

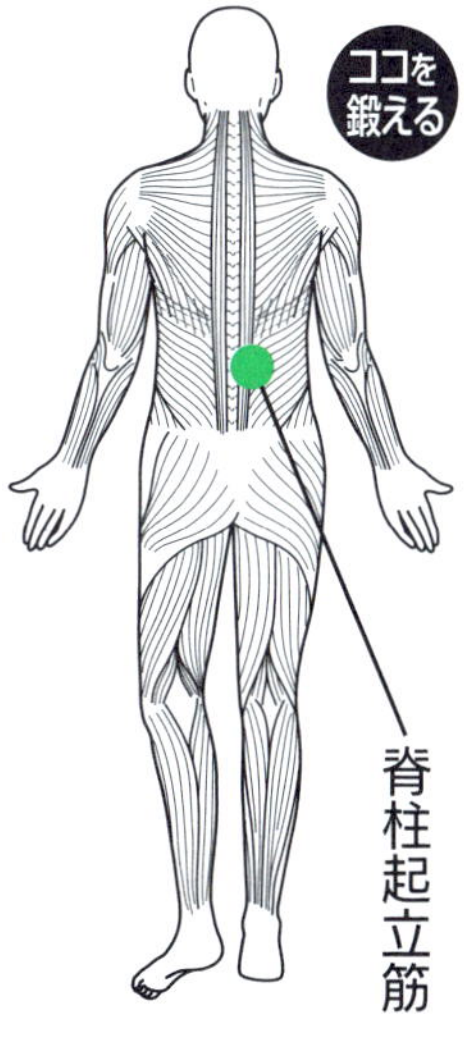

Section 4

歩行や生活動作にたちまち
支障が出る臀筋

**歩行や姿勢をはじめあらゆる生活動作のカギ！
大臀筋を鍛えて健康と長寿体質を目指して。**

大臀筋を鍛える メリットは大きい

骨盤のずれが、健康や体型に悪影響を与えることがわかっています。その背景に、骨盤を支える臀筋の筋力低下があります。他にも臀筋が衰えると膝痛や腰痛、冷え症や尿もれ、足がもつれての転倒などを引き起こします。

臀筋の主なものは、全身の筋肉の中で2番目に大きい大臀筋と、その奥にある中臀筋です。

大臀筋はお尻の膨らみをつくり、歩く、立ち上がる、階段を上る、ジャンプするときによく使われ、また股関節や膝関節の伸展にも関わる筋肉です。数ある筋肉の中でも多面的に生活動作を支えているのです。

とりわけ歩行では、骨盤を安定させて姿勢を支持する役目や、前に進むための重心移動など、大臀筋が重要な役割を担っています。

また大臀筋は、男性の70歳に対し、女性は50代半ばという早いうちから衰え始めます。ですので、女性に変形性膝関節症が多発するのです。

もう1つの中臀筋も骨盤や歩行を支える筋肉で、大臀筋の奥にあります。中臀筋が衰えると、足を前に踏み出すときに力が入らず、足がもつれて転びそうになったりします。つまり歩行が安定しません。

ここでは大臀筋と中臀筋のトレーニングを紹介しますが、自分がやりやすいほうから始めましょう。動きが鈍くなっていたり、歩いていて転びやすい人は、両方のトレーニングを行ってください。

大臀筋のトレーニング

3回 × 左右

全身の筋肉痛や疲労の原因も取り除く

仰向けに寝て片足を床につけ、もう一方の足を、膝を伸ばしてまっすぐ上げる。そのままお尻を持ち上げた姿勢を3秒キープ。左右の足で3回行う

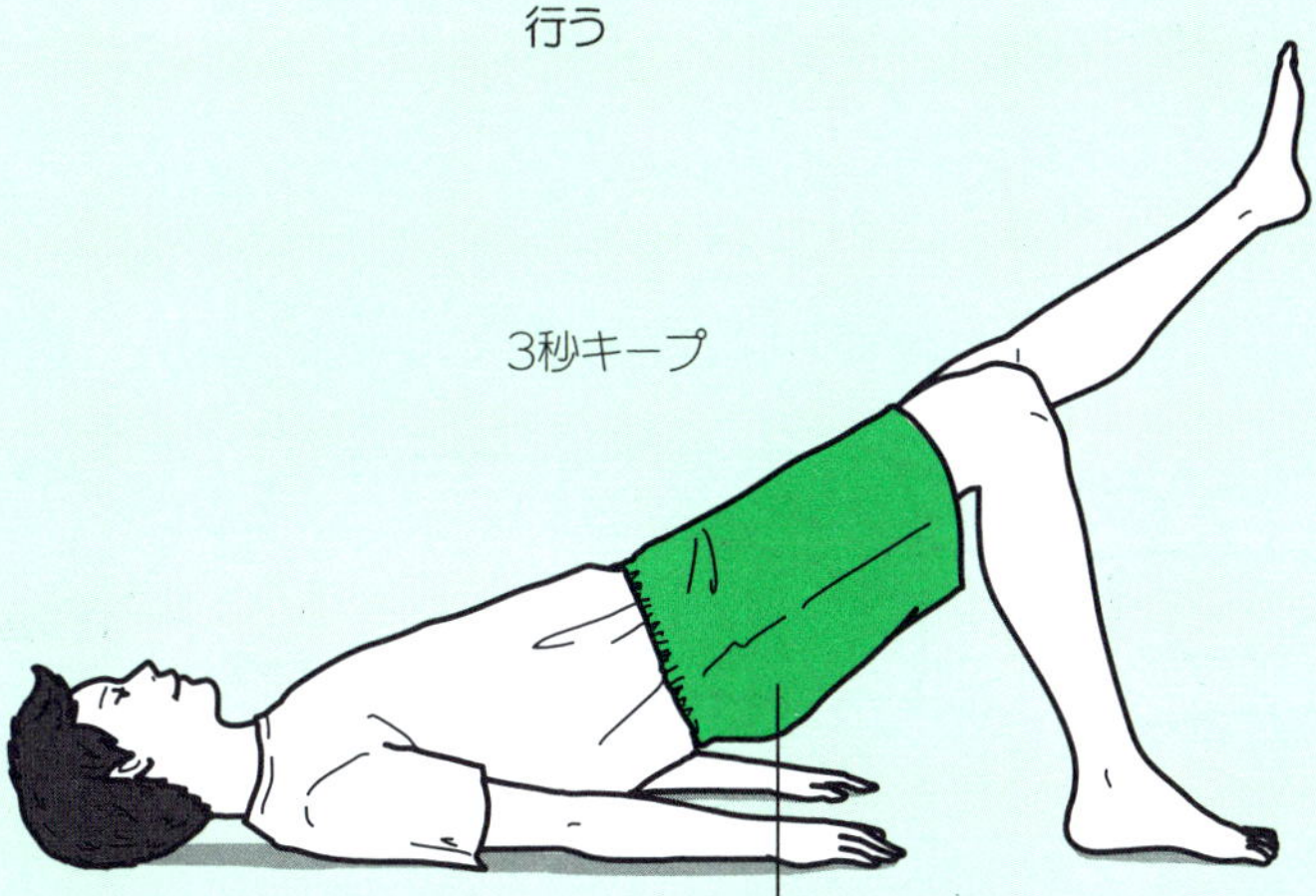

POINT!

背中ではなくお尻の筋肉を意識して持ち上げる

床についた両手で身体を支えるようにし、少し力を入れながら大臀筋を意識してお尻を持ち上げてください。背中の筋肉に力を入れてお尻を持ち上げると効果が半減するので、注意してください。

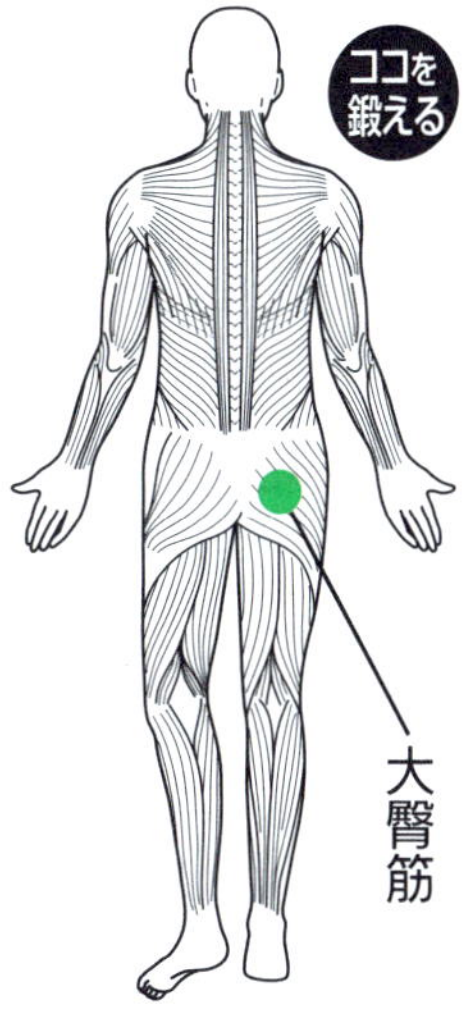

中臀筋のトレーニング

立ち上がるときや
歩行中のバランスを改善する

10回

❶仰向けに寝て、肩幅くらいまで足が開くようにひもで結ぶ。
❷いったん足を閉じてから、ひもいっぱいまで足を開いて3秒キープ。10回繰り返す

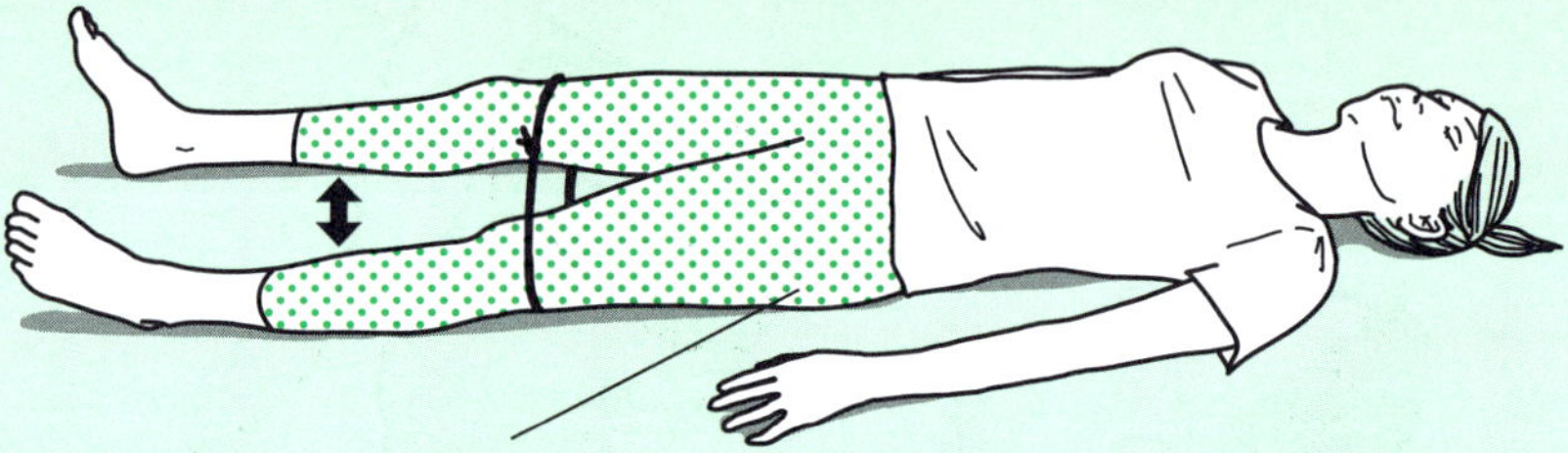

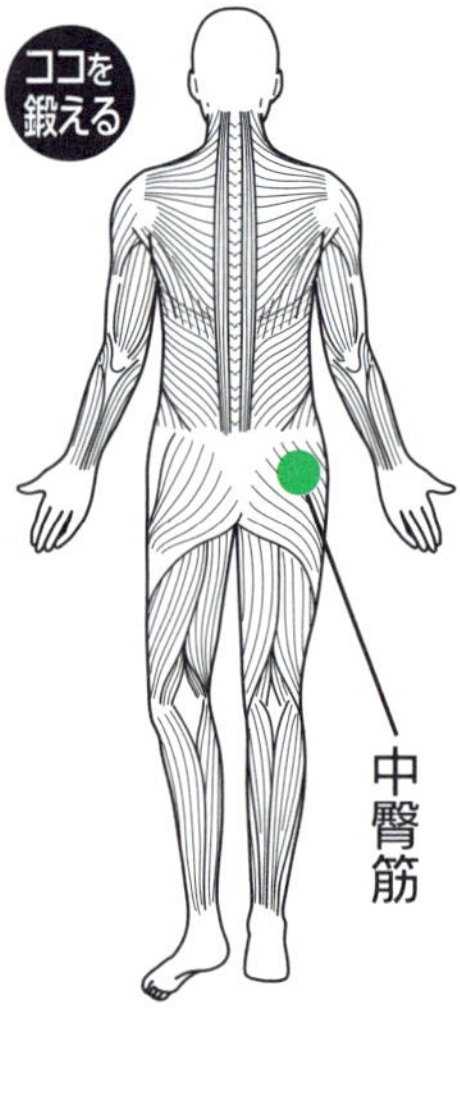

POINT!

ひもを使うと
中臀筋に適切な負荷がかかる

肩幅くらいに足を開くと、ちょうど骨盤の幅に相当します。その状態で力を入れると、骨盤を支える中臀筋に適切な負荷がかかります。ひも位置の目安は膝関節より4～5㎝上です。

Column

移動中に臀筋トレーニング「階段歩行」と「片足立ち」

車や電車での移動が多くて歩かない生活や、エスカレーターやエレベーターに頼って階段を使わない生活をしていると、筋力がジリジリと低下します。

予防するためにはエスカレーターやエレベーターを使わずに「階段歩行」を心がけましょう。階段を使うと臀筋が効率よく鍛えられ、脚筋、背筋、腹筋も一緒に鍛えられます。

また、信号待ちや電車、バスを待っている間の短い時間を利用して、「片足立ち」をするのもおすすめです。

片足立ちはやり始めると意外と癖になり、歩行や姿勢維持に必要な臀筋や脚筋がいつのまにか鍛えられます。身体のバランスを取り戻すことにも役立つので、ちょっとした段差でつまずく人や転びやすくなった人にもおすすめです。

最初のうちは片足立ちをやっている途中でグラグラしたり、何度も足をついてしまったりするかもしれません。

しかし、トレーニングの効果が現れて臀筋がしっかりしてくると、片足立ちの途中でもグラグラしなくなります。

Section 5

足腰が丈夫なうちから 鍛えたい脚筋

あまり歩いていない人は年齢にかかわらず
大腿四頭筋、腸腰骨、大内転筋を鍛えましょう。

歩き方が下手な若者は脚筋が衰えている

30種類以上ある脚筋の中でも、太ももの筋肉群の大腿四頭筋《だいたいしとうきん》、股関節《こかんせつ》の腸《ちょう》腰筋《ようきん》、内ももの大内転筋《だいないてんきん》はぜひ鍛えたい筋肉です。

大腿四頭筋は大きな筋肉で、走ったり歩いたりするときの重心の上下をコントロールする役目をします。膝を伸ばす、股関節を曲げるときにも使います。

腸腰筋は股関節の可動域を調整し、背筋同様に直立したときに上半身が倒れないように支える抗重力筋です。

大内転筋は姿勢を支える筋肉で、歩行時に足を内側に寄せるときに使い、片足で立つときは骨盤を安定させます。また、股関節の内転や伸展にも関わる筋肉です。

これら脚筋は、よく歩く人ほど衰えにくいのですが、膝を曲げて歩いたり、悪い姿勢で歩いていると衰えます。

脚筋が衰えると、歩行時に膝関節や股関節に負荷がかかり、膝痛や、腰痛を起こしやすくなります。また歩くスピードも落ち、元気よく歩くことができません。若くても歩き方に元気がない人の多くは脚筋が衰えています。

いくつになっても颯爽と歩くために、また股関節や膝など足のトラブルを防止するためにも、足腰が丈夫なうちから脚筋を鍛えてください。脚筋のトレーニングは早過ぎることはありません。

3つの脚筋トレーニングを全部試して自分の膝、腰、股関節にそれほど負荷がかからないものや、自分がスムーズに行えるものを選んで続けましょう。

大腿四頭筋のトレーニング

10回

走ったり歩いたりすることがスムーズになる

❶顔を正面に向けてまっすぐな姿勢で立つ
❷姿勢を維持したまま膝の曲げ伸ばしを、10回繰り返す

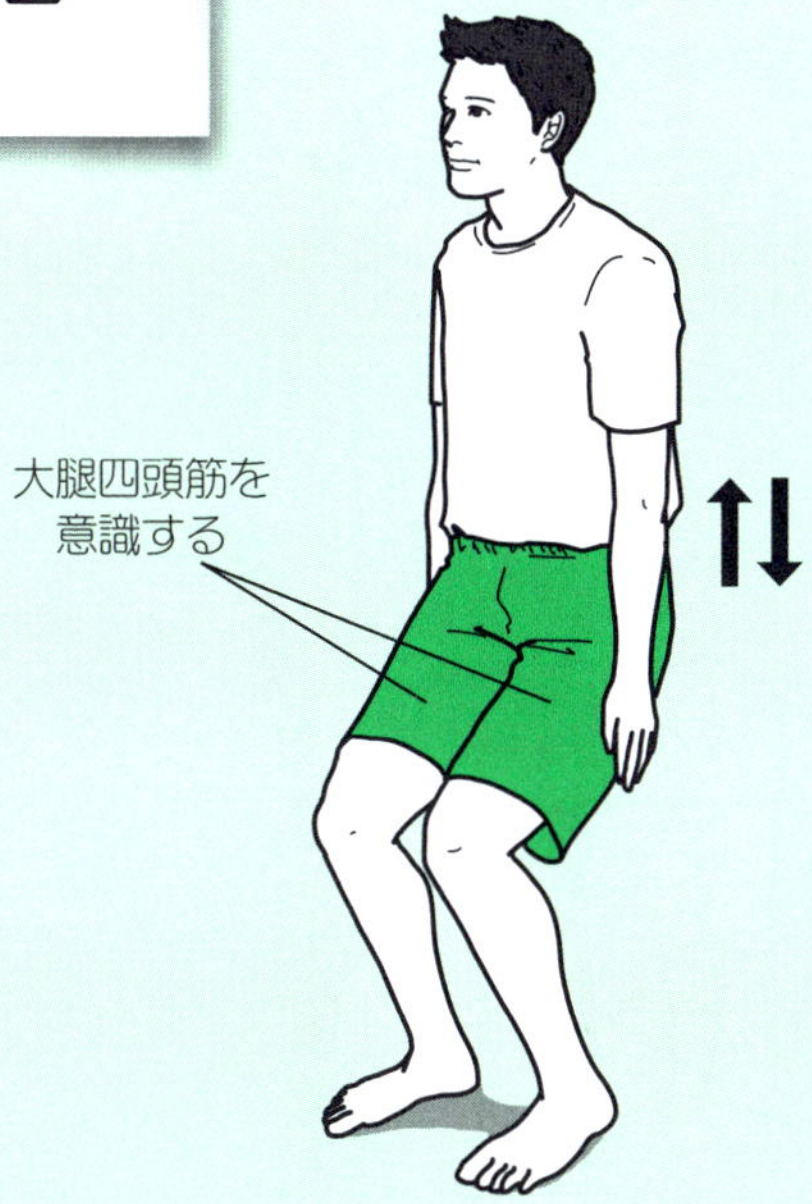

POINT!

腰を深く落とさず、ゆっくりしたリズムで繰り返す

膝を曲げたときに、大腿四頭筋が伸びるのを意識します。膝を曲げるときは腰を深く落とし過ぎないようにし、ゆっくりしたリズムで屈伸を繰り返してください。慣れてきたら、20回くらいまで回数を増やしましょう。

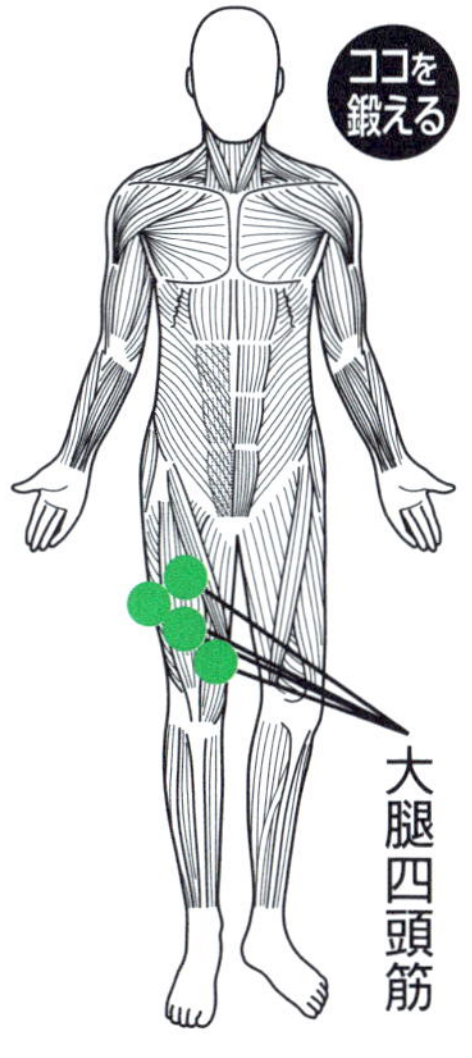

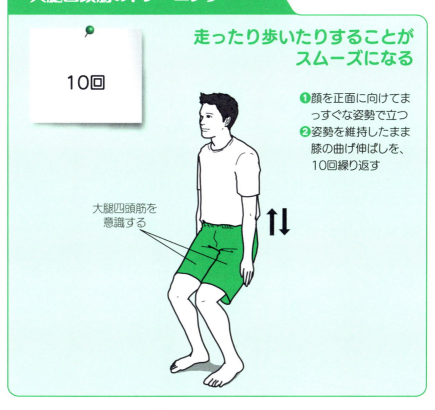

立つ姿勢、座る姿勢がしっかりする

5回✕左右

❶背もたれのある椅子に座り、片足の膝の上に片手を置く
❷膝に置いた片手で上から膝頭を押し、この押す力に抵抗するように、腰の位置までももを上げて3秒キープ。これを片足ずつ5回繰り返す

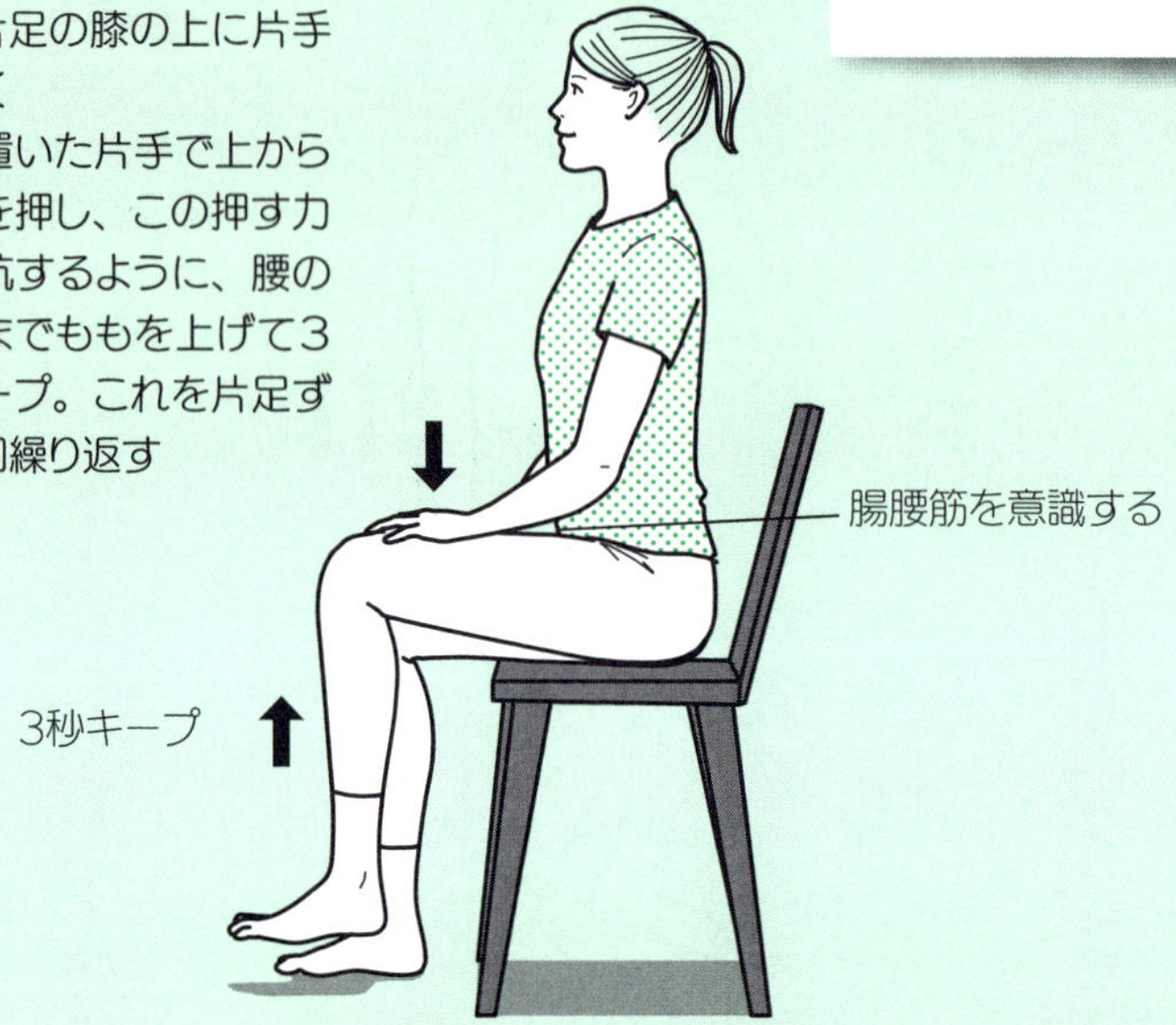
腸腰筋を意識する
3秒キープ

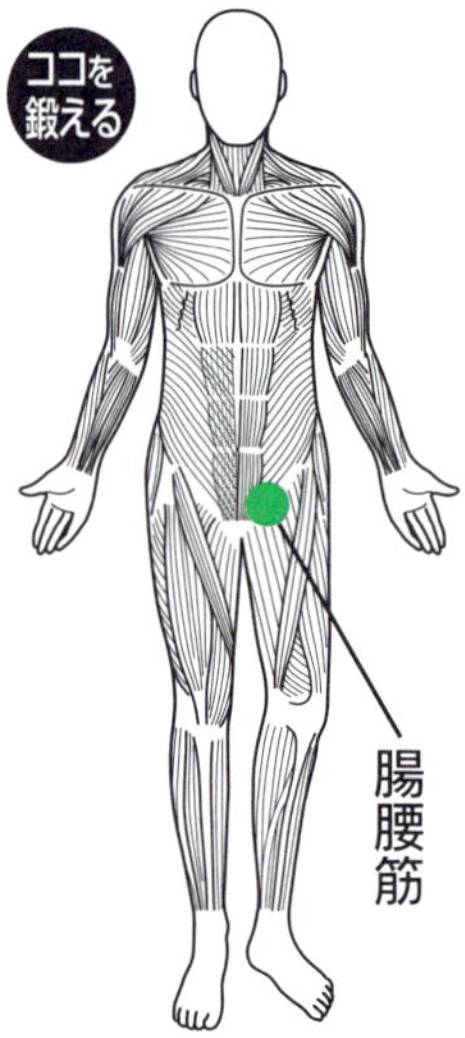
ココを鍛える
腸腰筋

POINT!

手で押す力とももを上げる力は均等に拮抗するように

手で押す力とももを上げる力は、どちらか片方が強過ぎても弱過ぎてもよくありません。均等に拮抗する力がかかるようにしましょう。股関節痛があるときは、このトレーニングはお休みしてください。

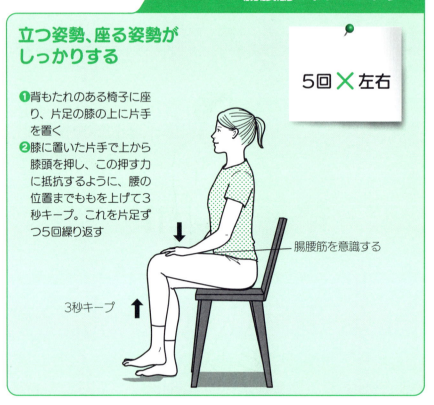

大内転筋のトレーニング

5回

歩いているときに 姿勢が崩れなくなる

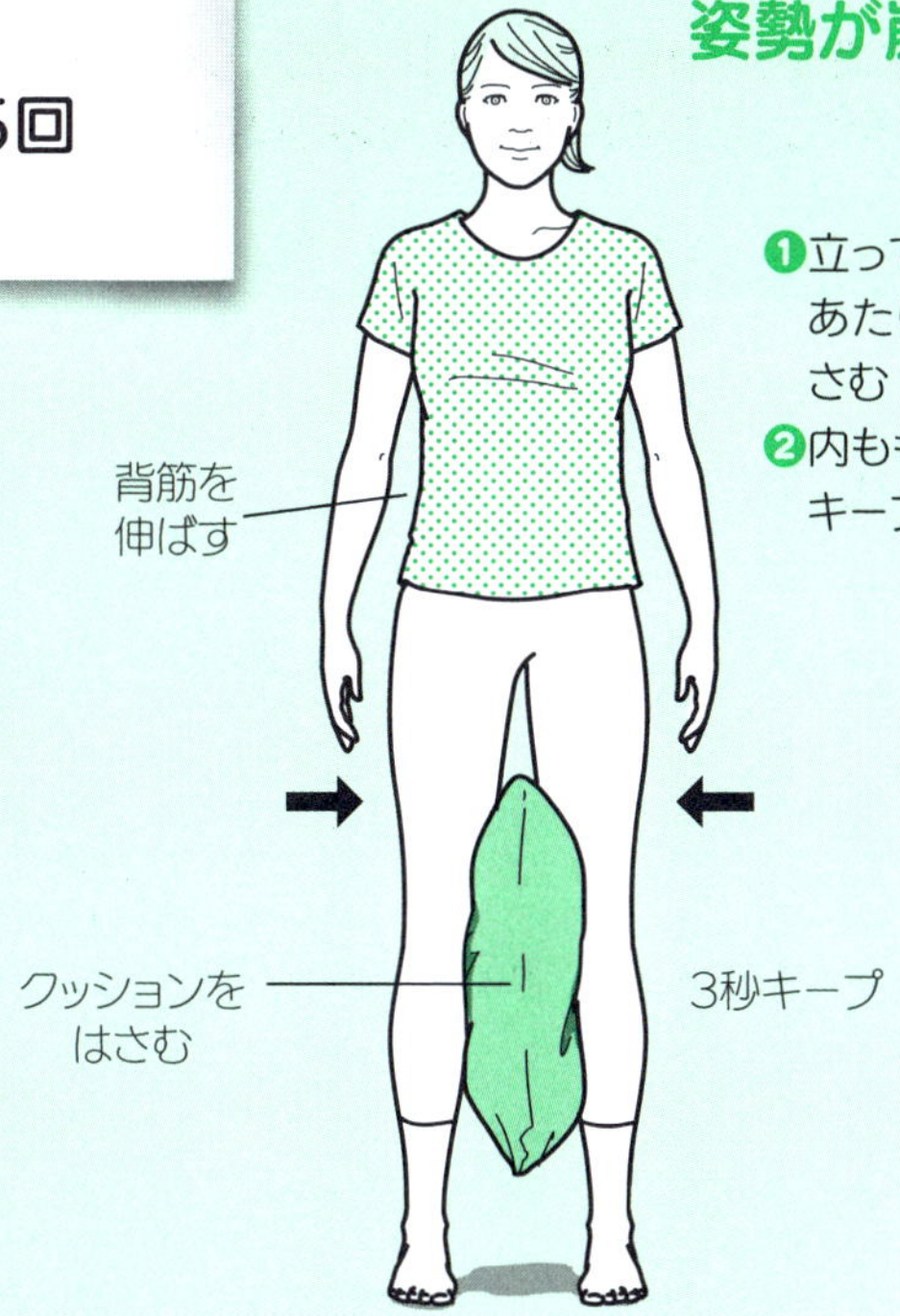
背筋を
伸ばす
クッションを
はさむ
3秒キープ

❶立って足を開き、膝頭のあたりにクッションをはさむ
❷内ももに力を入れて3秒キープ。5回繰り返す

POINT!

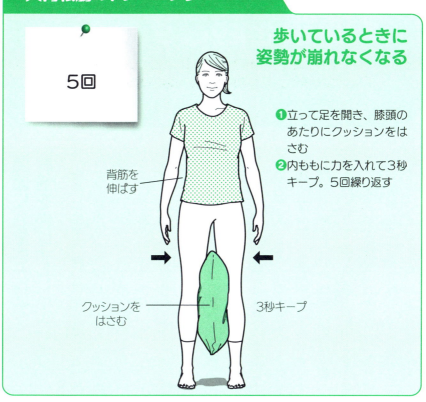

クッションをはさんだとき 膝頭が外に向かないように

背筋を伸ばして立つことと、クッションをはさんだときに膝頭が外を向かないように注意しましょう。このトレーニングを行ってみて腰や膝が痛くなる人は、仰向けに寝て同様に行ってください。

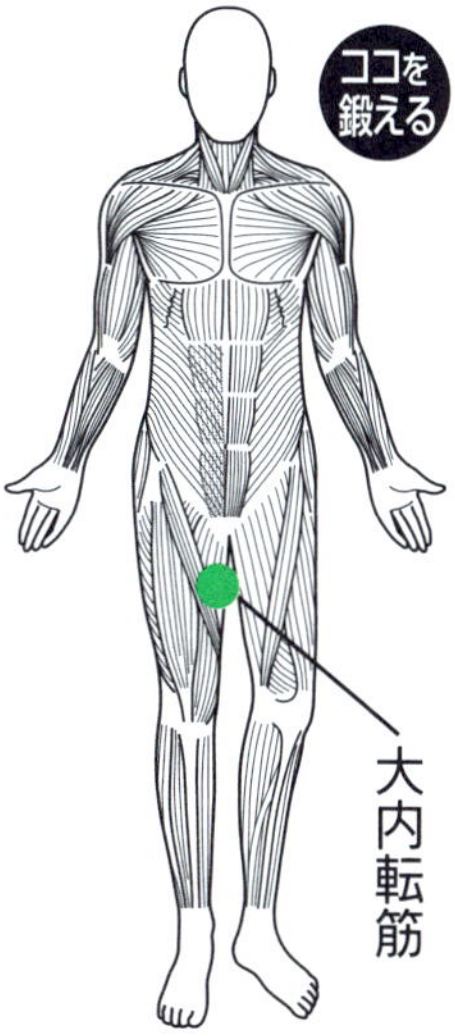
ココを
鍛える
大内転筋

Section 6

姿勢の崩れの
連鎖を起こす胸筋

全身の筋肉の中でも3番目に大きい大胸筋とわきの下にある前鋸筋を鍛えて、姿勢の崩れを予防しましょう。

関節にも働きかけて胸筋を伸ばすトレーニング

胸筋は家事や軽い肉体労働など普段の生活動作でよく使われます。また深呼吸や、手をついてベッドから起きるときにも使う筋肉です。

胸筋が衰えると背中が丸くなり、背中が丸くなると腰が曲がり、腰が曲がると膝が曲がるという順に、姿勢の崩れの連鎖が起こります。特に女性に多い、前に閉じる姿勢は胸筋の衰えによるものです。また胸筋が衰えると呼吸が浅くなって、疲れやすくもなります。

胸筋で鍛えたいのは胸の前面で胸の形をつくり、全身の筋肉の中でも3番目に大きい大胸筋《だいきょうきん》、わきの下にあり肩《けん》甲骨《こうこつ》を動かし腕を外転させる前鋸筋《ぜんきょきん》です。

まず大胸筋が弱って背中が丸くなると、肩や背中のはりを常に意識するようになります。そして前鋸筋が弱ると肩甲骨を支えられなくなり腕がむくんだり、五十肩の原因にもなります。

生活動作に使う筋肉のほとんどは遅筋が多い筋肉ですが、大胸筋も前鋸筋も速筋が多いので、マシンを使った筋トレでも鍛えられます。

ここでは大胸筋や前鋸筋を自分で鍛えることができ、関節にも働きかける*アイソメトリックのトレーニングを紹介します。2つのトレーニングを試して、より胸筋が伸びて気持ちよく感じられるほうを続けましょう。

*筋肉の収縮方法として、筋肉の長さを変えて収縮させるトレーニングが「アイソトニック」。それに対し、筋肉の長さを変えずに押し合う力などで筋肉を収縮させるトレーニングを「アイソメトリック」という。

大胸筋のトレーニング

3回

姿勢の崩れ、肩こり、背中のはりを予防

大胸筋を
意識する
5秒キープ

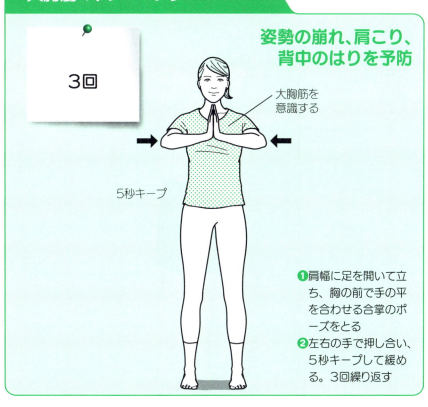

❶肩幅に足を開いて立ち、胸の前で手の平を合わせる合掌のポーズをとる
❷左右の手で押し合い、5秒キープして緩める。3回繰り返す

POINT!

胸全体に力が入るように意識し両手を押し合う

手の平で押し合うときは肩や首に力を入れずに、胸全体に力が入るように意識してください。1日の終わりや仕事の合間に、この大胸筋のトレーニングをすると肩こりや背中のはりを予防できます。

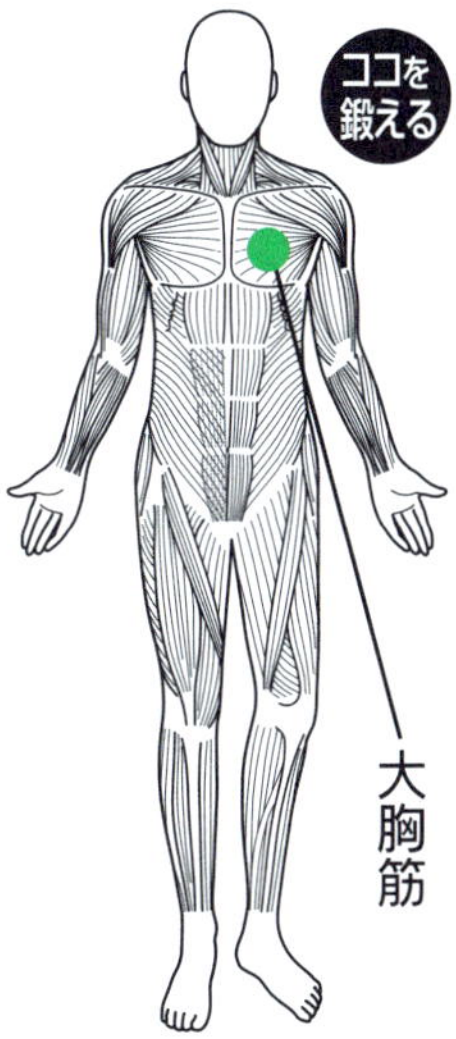
ココを
鍛える
大胸筋

前鋸筋のトレーニング

肩甲骨を支え、腕のむくみや五十肩を予防

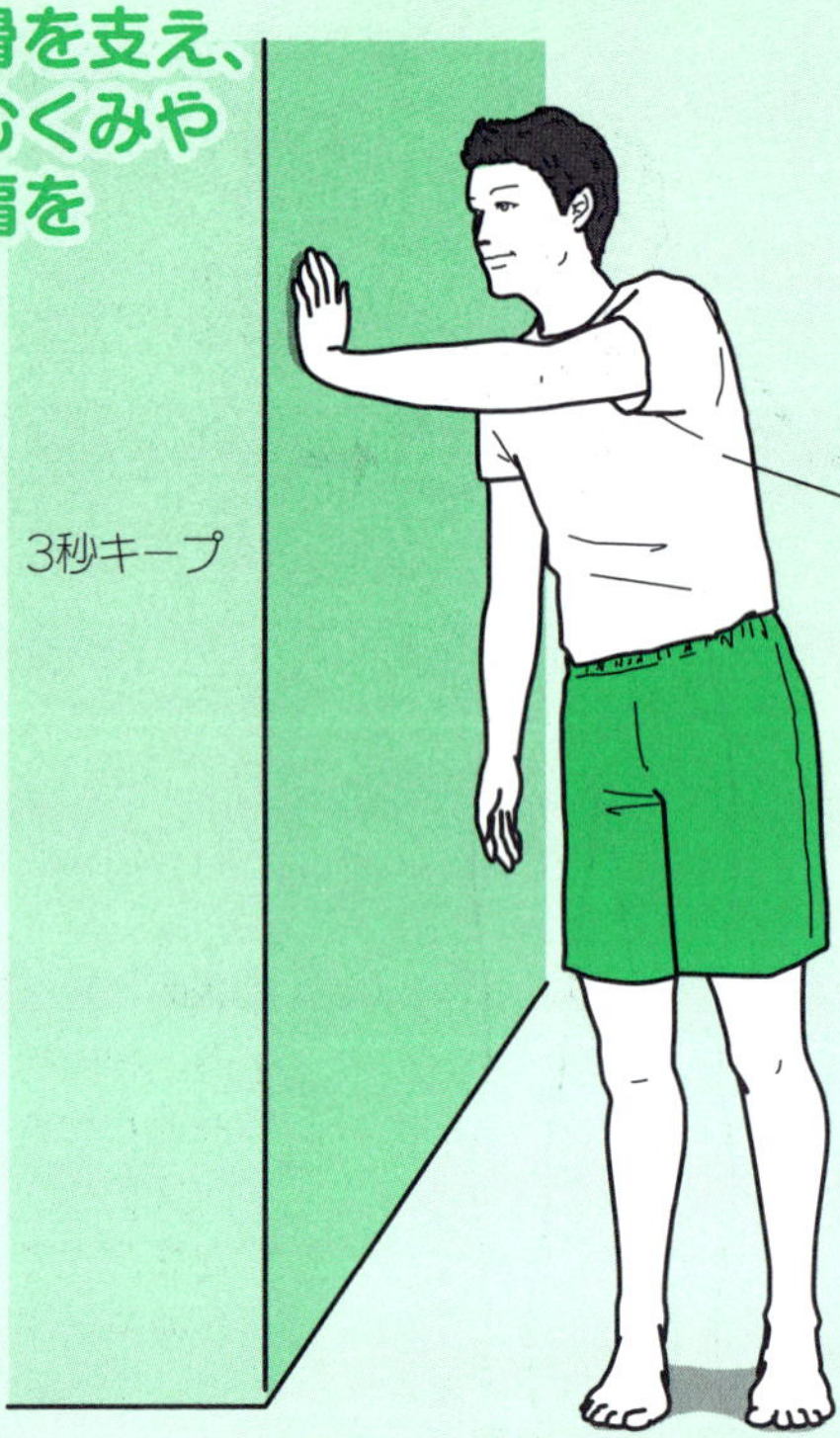
3秒キープ
前鋸筋を意識する

3回 × 左右

❶立った姿勢で壁から遠いほうの手の平を壁につける
❷わきの下に力を入れて、背中で押し出す感じで3秒キープ。左右3回繰り返す

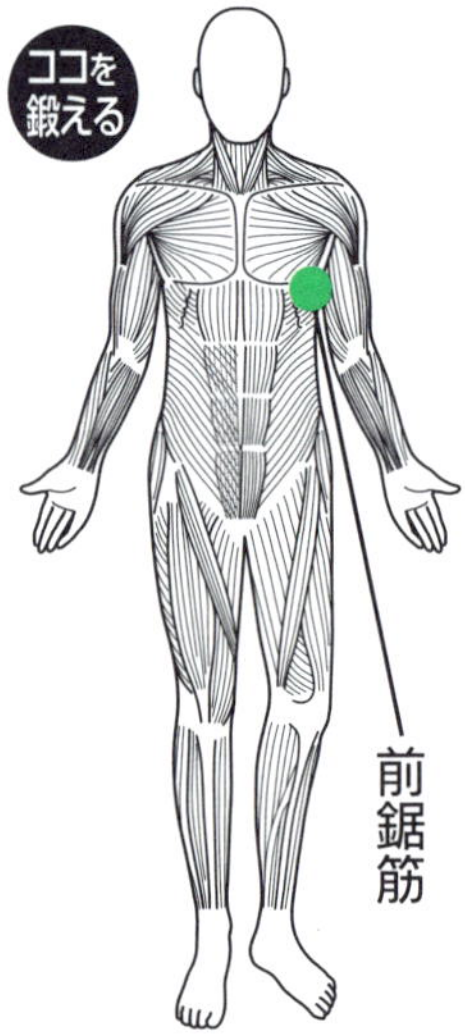
ココを鍛える
前鋸筋

POINT!

背中から腕を押し出すように背中と胸に力を入れる

前鋸筋はわきの下にあります。壁についた腕に力を入れるのではなく、背中から腕を押し出す感じで、背中と胸に力を入れてください。腕のむくみや五十肩が片側だけでも、両方の腕で行いましょう。

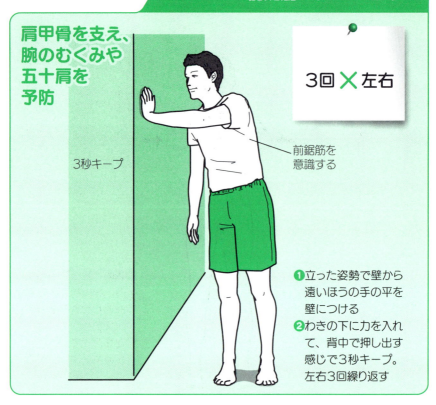

Column

2017年秋場所の大量休場にも歩行と筋肉の影響大

2017年9月の大相撲秋場所で、三横綱をはじめとする8人の幕内力士がケガで休場しました。三横綱が揃って休場するのは実に99年ぶりですが、ここ数年、ケガで休場する力士の数が増えています。

理学療法士の立場から推測すると、その一因に遅筋の鍛え方が疎かになっていることが考えられます。

昔は相撲の稽古は鉄砲《てっぽう》と四股《しこ》といった大臀筋などの遅筋を鍛える練習が中心でしたが、最近はマシンを使った筋トレなども行われているようです。マシンを使った筋トレのメリットは、速筋の多い筋肉が鍛えられて瞬発力がつき、身体が大きくなるというものです。一方で遅筋を鍛えることが疎かになり、持久力や柔軟性が身につかないというデメリットがあるのです。

そもそも速筋は遅筋に比べケガをしやすい筋肉です。また大臀筋の鍛え方が足りないと転んだ際に股関節が伸展しにくくなりケガにつながります。

練習法以外にも車社会で育った現代の力士は、昔に比べて歩行に関わる筋肉が発達していません。それもあって転び方が下手になって、ケガをしやすいわけです。今回の三横綱の欠場は、遅筋を鍛えることと歩くことの大切さを改めて私たちに教えてくれます。

Section 7

スマートフォンやゲームが原因で衰える

肩腕部周辺の筋肉

下を向く姿勢が肩腕部周辺の筋肉の大きな負担になって肩こりに。気持ちよく伸ばしましょう。

肩こりが慢性化すると頭痛や不眠の原因にも

日本人に多い肩こりは、ストレスや冷えなどからくる血流障害に加え、うつむく姿勢が影響しているといわれています。うつむく姿勢は全身の筋肉に悪影響を及ぼしますが、特に肩腕部の筋肉の筋力低下を押し進めます。

最近は歩きスマホや長時間のゲームなどでの下を向きっぱなしの姿勢の影響で、若い人や子どもたちの肩腕部周辺の筋肉も筋力低下が見られます。

肩腕部周辺の筋肉の主なものは、ひじを曲げたとき腕に力こぶを作る上腕《じょうわん》二頭筋《にとうきん》。首から背中にかけて広がっている僧帽筋《そうぼうきん》。肩関節、肩甲骨、腕の骨の関節を固定している肩甲下筋《けんこうかきん》の3つです。

下を向く姿勢を続けていると、頭と首を支える僧帽筋に大きな負担がかかり弱くなります。

その影響が、肩甲骨を支える肩甲下筋に負担をかけて弱くします。さらに、肩につく上腕二頭筋にも負担がかかります。こうして肩腕部周辺の筋肉が連鎖的に衰えていくのです。

ちなみに、なで肩の人に肩こりが多いのも、なで肩だと肩の位置が必要以上に前に出てしまい、肩についている筋肉の上腕二頭筋が衰えるからです。

肩こりが慢性化すると、肩、首の筋肉が硬直したままになって頭痛や不眠の原因にもなります。また二の腕に、ぜい肉がつきやすくもなるでしょう。

ここに紹介した3つのトレーニングを試し、より気持ちよく感じるものを続けて行ってください。

上腕二頭筋のトレーニング

1回 × 左右

なで肩の人の肩こりを減らす

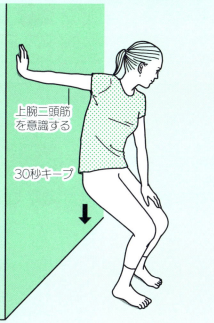

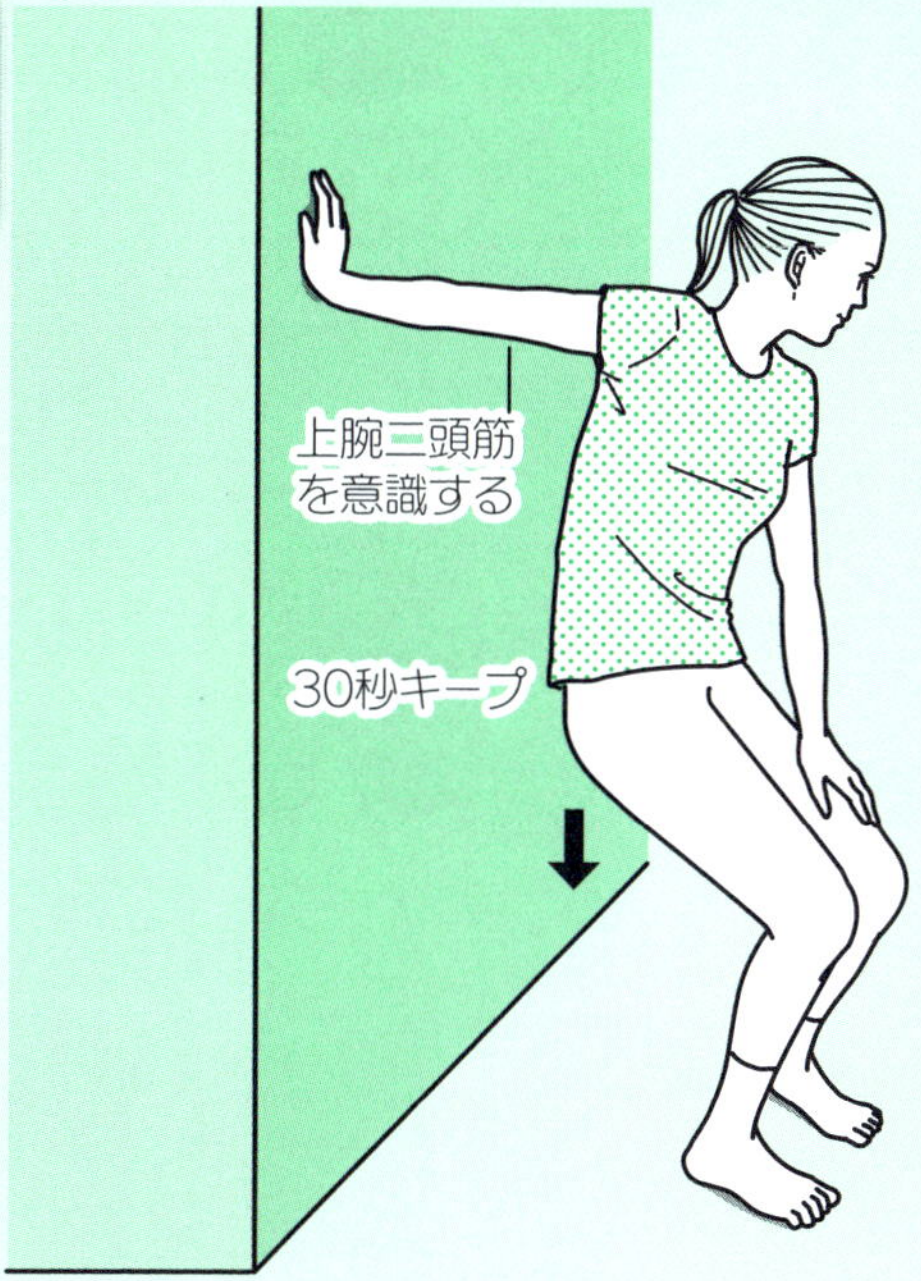

❶壁に背を向けて立ち、腕をできるだけ後ろに上げるようにして壁に手をつく
❷そのまま腰を軽く落とし、30秒キープ。左右の腕で1回ずつ行う

POINT!

片方の肩だけが痛い場合も両方の腕で行いましょう

後ろの壁に手をつくときには、膝を軽く曲げて腰を浅く落とすようにします。無理に腰を深く落とす必要はありません。片方の肩だけが痛い場合でも、左右の腕で行います。四十肩、五十肩の人にもおすすめです。

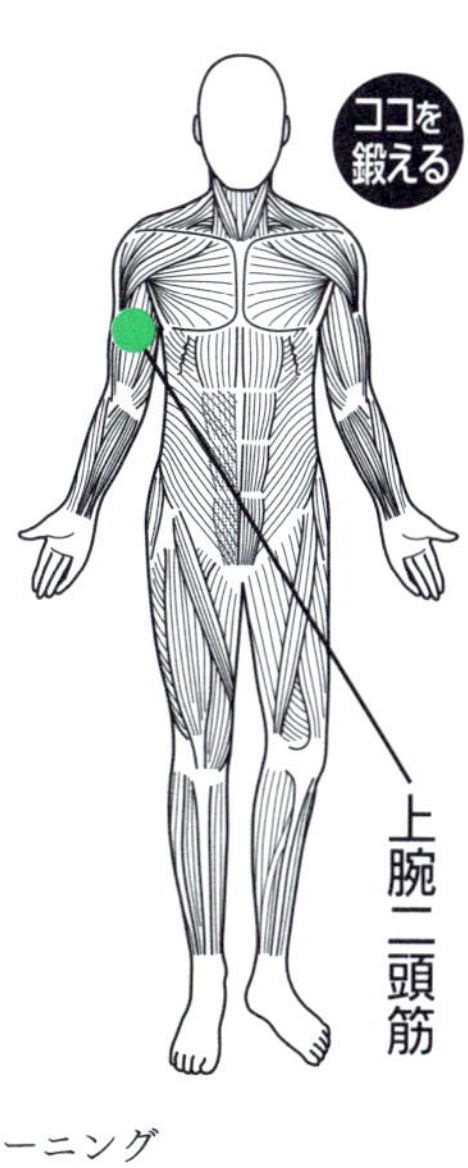

僧帽筋のトレーニング

下を向く姿勢による肩への負担が軽減する

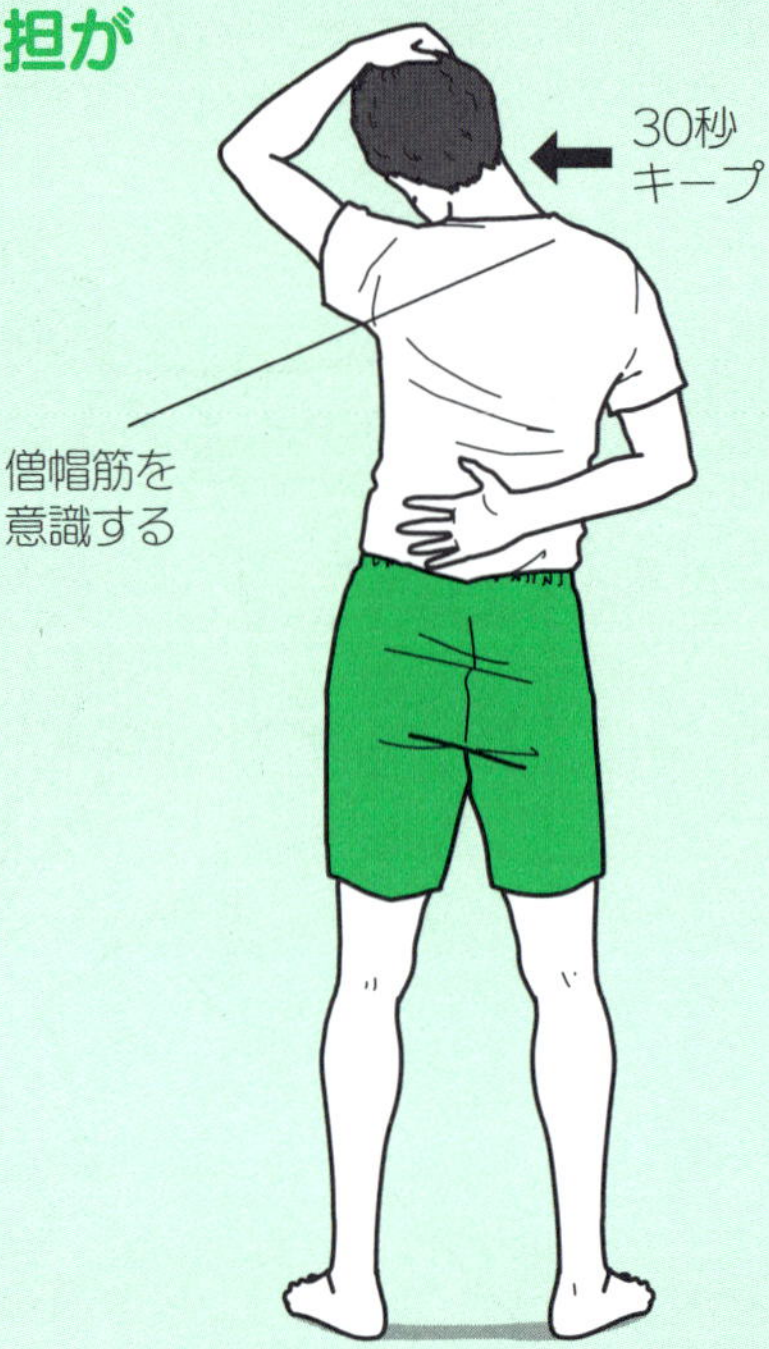

1回 × 左右

❶立った姿勢で肩幅に足を開き、片手を後ろに回して腰に当てる

❷もう一方の手を後頭部に回し、斜め前方に引っ張る姿勢を30秒キープ。左右1回ずつ行う

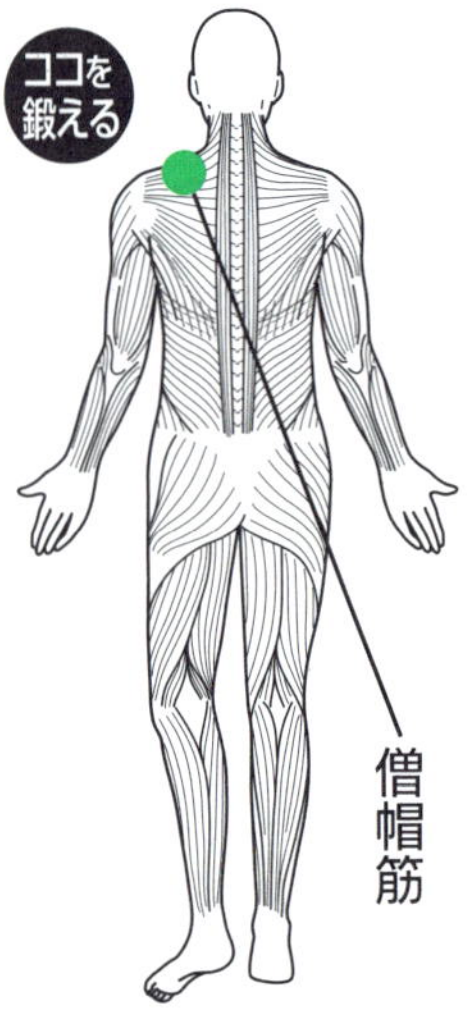

POINT!

首から背中まで広がる僧帽筋を気持ちよく伸ばして

背中を丸めずに、できるだけまっすぐにした状態でこのトレーニングを行ってください。30秒姿勢をキープするときは、僧帽筋のある首から背中、肩の後ろが伸びる〝気持ちのよさ〟を体感しましょう。

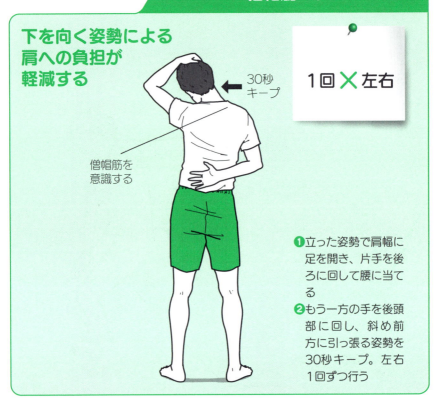

肩甲下筋のトレーニング

四十肩、五十肩の予防&解消

10回 × 左右

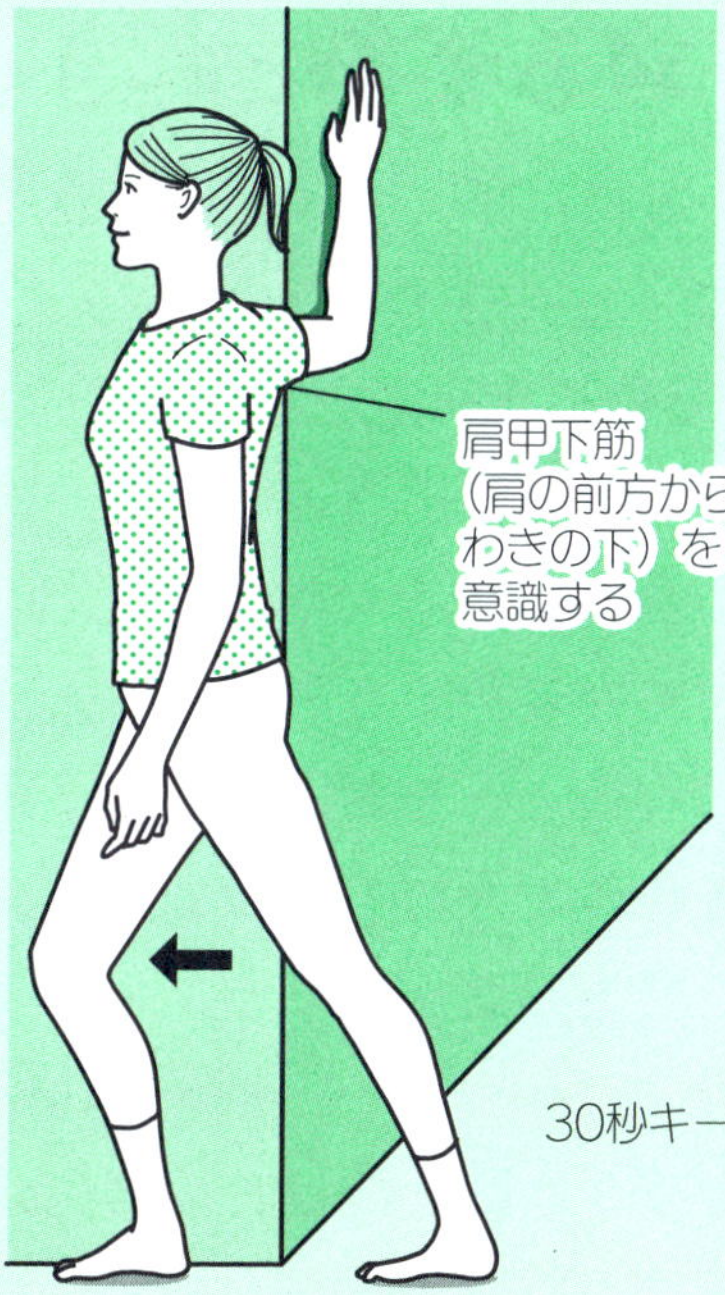
肩甲下筋
(肩の前方から
わきの下)を
意識する
30秒キープ

❶コーナーに立ち、肩の高さの位置でひじを横に曲げて壁に固定する
❷壁につけた手と同じ側の足を一歩前に出し、30秒キープ。左右1回ずつ行う

POINT!

まっすぐな姿勢を30秒
気持ちよくキープしましょう

腕を壁につけるときは、肩の高さより下にひじがくるようにします。腕に反動をつけたり、呼吸を止めたりせずに、30秒間気持ちよく身体を伸ばしてください。まっすぐな姿勢を保持するのもポイントです。

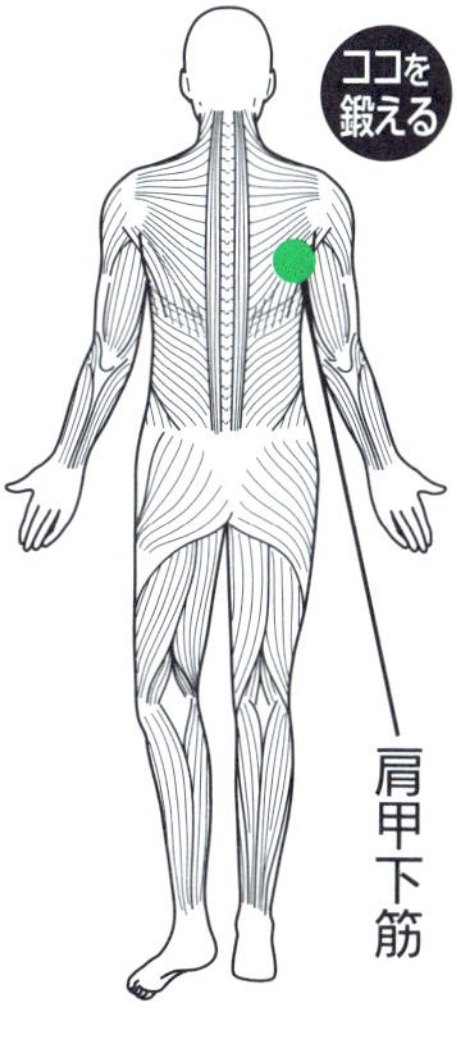
ココを
鍛える
肩甲下筋

Column

筋力がアップする！寝る姿勢と起きる姿勢

筋力の維持には、立つときの姿勢や座るときの姿勢が大事ですが、１年365日繰り返す「寝る姿勢」や「起きる姿勢」も筋力を左右します。

首の筋肉、肩腕部周辺の筋肉、脚筋、胸筋などの筋肉に最も負担が少ない寝方は、「仰向けに寝る」ことです。どんな姿勢でも寝られる人は、身体を伸ばして仰向けに寝ることをおすすめします。ちなみに横向きに寝ると身体を丸めることになり、肩腕部周辺の筋肉や胸筋に負担がかかります。

首のためには、「枕を使わない」か「低い枕」をおすすめします。高い枕は首の筋肉が緊張して、背骨のＳ字カーブが崩れて背筋が衰える原因になるでしょう。

朝、ベッドや布団から同じ向きばかりで起き上がっていると、筋力低下を招きます。同じ向きが続くと片側の大内転筋しか使われず、また大内転筋の動きと連動して使う腹筋も、片側だけになります。

こうなると筋肉の使い方が偏ってしまい、筋肉のつき方がアンバランスになります。この蓄積が、歩行や姿勢にも影響することが考えられます。「起き上がるときの向きをときどき変える」ことを意識して行ってください。

Chapter
3

腰痛・膝痛
再発予防トレーニング

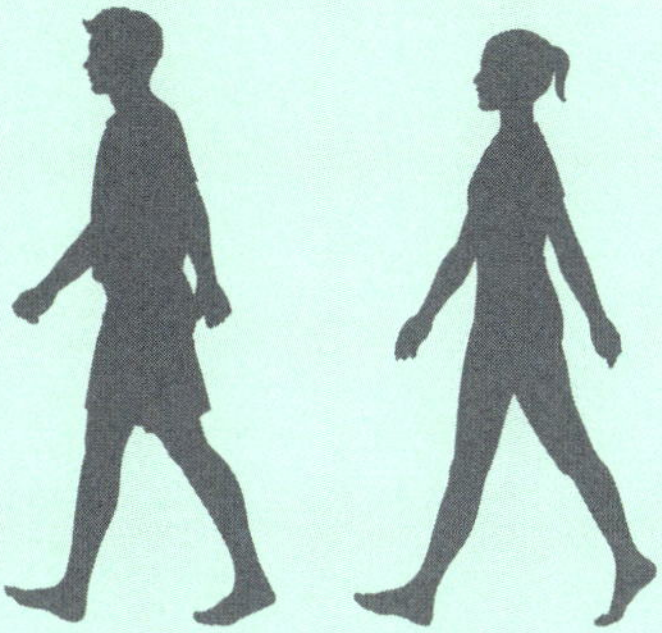

中高年になると悩まされる腰痛と膝痛の解消、
再発予防には、姿勢を支える腰周辺の筋肉や
歩行に関わる脚筋の低下に気づき、
トレーニングをすることです。

Section 1

腰痛を予防・解消する筋肉習慣

腰痛の原因筋肉は、「背筋」「腹筋」「臀筋」の3つ。トレーニングで鍛えましょう。

日常的な筋肉事情で腰痛になる

腰痛は整形外科での患者数が一番多く、その大半を占めるのが骨や関節に器質的な異常がない慢性腰痛です。

慢性腰痛には、腰回りの筋肉のアンバランスや緊張で起きる「筋筋膜性《きんきんまくせい》の腰痛」と、立っているだけで腰が痛くなる「姿勢性《しせいせい》の腰痛」があります。

腰には腰椎《ようつい》と呼ばれる骨が5つあり、その腰椎を支えているのが背筋、腹筋、臀筋です。これらの筋肉が歩行不足や運動不足、悪い姿勢が原因で衰えると、腰痛が起きやすくなります。

1つ目の背筋では、脊柱起立筋の衰えが腰痛に影響します。背骨をはさむようについている脊柱起立筋は、2対とも背骨を伸ばすほうに働きます。姿勢が悪くなると片方の脊柱起立筋がねじる方向に働いて負担がかかり、筋力が衰えて腰痛の原因になります。

2つ目の腹筋は歩くときにもよく使われていますが、悪い姿勢で歩いていると使われません。特に腹直筋《ふくちょくきん》が使われずに弱まると、腰痛の原因になります。また腹直筋が弱まると背筋にも影響して脊柱起立筋を弱めることになり、さらに腰痛が起こりやすくなります。

3つ目の臀筋は腰椎と骨盤を支えている筋肉で、その大半を占めるのが大臀筋です。大臀筋は骨盤を後傾させることで、あらゆる身体動作を支えているため、運動不足や歩行不足が続いて弱ってくると、骨盤が前傾してしまいます。それに連動して、腰椎が本来よりも湾曲してしまい、腰痛が起きやすくなるのです。

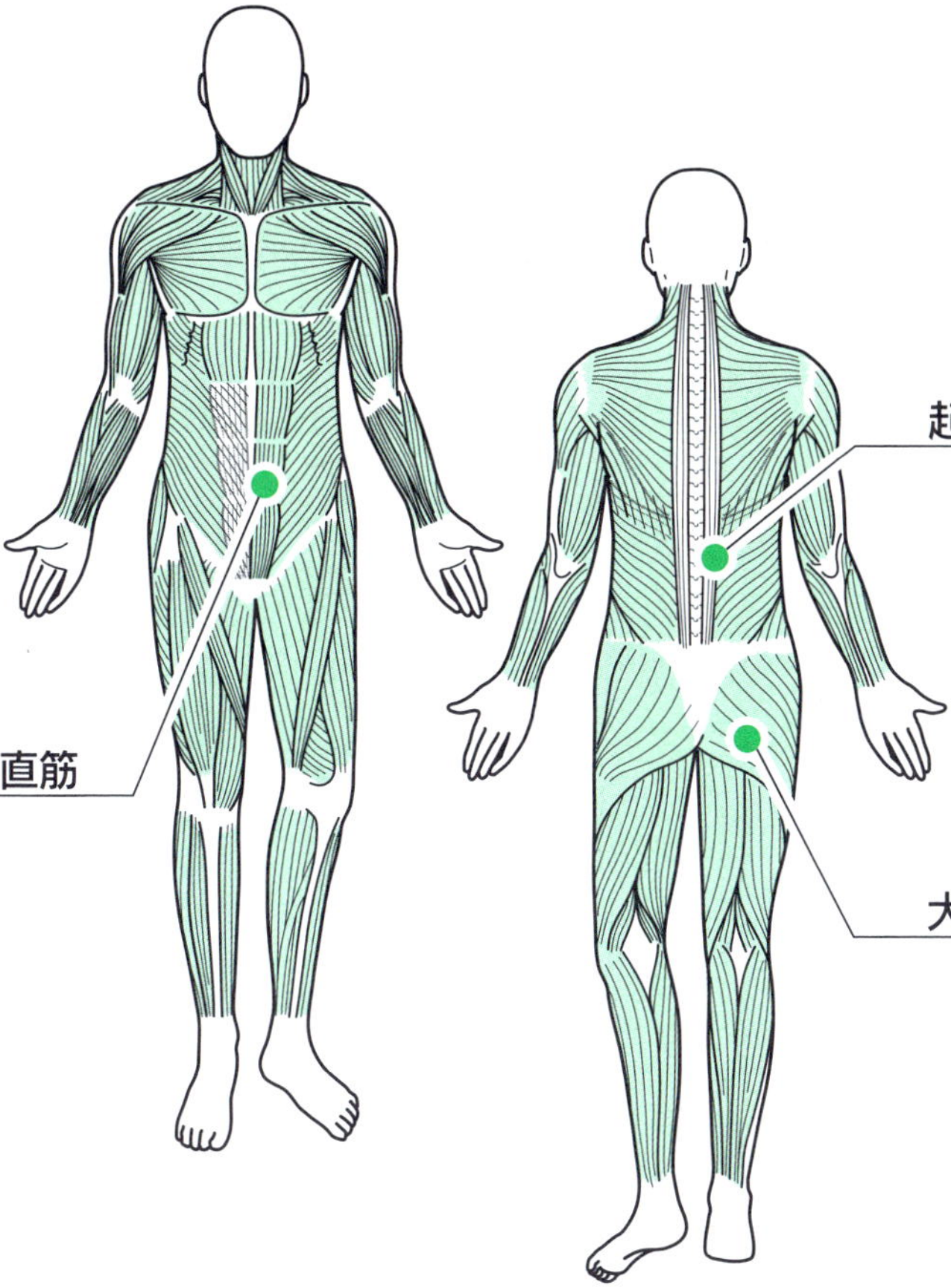

腰が痛くても歩くことが重要

日常的な筋肉事情からわかるように、腰痛予防や解消には立位や座位での姿勢の悪さを改め、日頃の運動不足や歩行不足に気づいて、放置しないことが大切です。

ちなみに腰が痛いからといって歩かなくなると、腰痛は悪化します。

腰が痛いことを理由に、歩くことを控えないでください。ただし歩くときは膝を曲げて歩かないことや、大股で歩かないことに気をつけることが、とりわけ腰痛の人には求められます。

その上で、腰椎周辺の筋肉である「脊柱起立筋」「腹直筋」「大臀筋」のトレーニングを始めて、慢性腰痛を予防・解消しましょう。

Section 2

腰痛を予防・解消する

筋力トレーニング

腰痛の原因になる3つの筋肉を毎日2〜3分動かすだけで
腰の痛みから解放されます。

腰痛を起こす筋肉の衰えは悪い歩き方や姿勢が原因

脊柱起立筋、腹直筋、大臀筋の3つの筋力トレーニングの中から自分に合ったトレーニングを1つ選んで続けます。選び方の参考に、トレーニングごとに、筋肉を衰えさせる悪い歩き方や姿勢を挙げました。

ねこ背や反り腰など姿勢が悪い人の腰痛には「脊柱起立筋のトレーニング」。歩き方や歩くときの姿勢が悪い人の腰痛には「腹直筋のトレーニング」。日頃から運動不足や歩行不足の人の腰痛には「大臀筋のトレーニング」が、それぞれおすすめです。

すべての原因に該当する場合には、3つのトレーニングをすべて行ってもいいでしょう。また、最初に3つのトレーニングを試して、その中から自分の腰がラクになるトレーニングを続けてもいいでしょう。

各トレーニングは2~3分で終わります。それ以上、無理して続ける必要はありません。短時間でも毎日続けることが、筋力トレーニングで成果を上げる一番のポイントです。

いつもの腰の痛みや、少し安静にしていれば治まる程度の痛みなら、筋力トレーニングを続けてください。もちろんギックリ腰のときは安静にし、痛みが完全に治まってからトレーニングを再開してください。今後のギックリ腰の予防に役立ちます。

筋力トレーニングの前後に背筋を伸ばすストレッチをするのもおすすめします。その際は、38ページの「全身を伸ばす」ストレッチをしましょう。

脊柱起立筋のトレーニング

10回

ねこ背や前傾姿勢になりやすい人に必須

❶うつ伏せに寝て腕を前に出し、へそから骨盤にかけての位置に薄めの座布団（2つ折り）か、大きめのクッションを敷く
❷腕でゆっくりと上体を押し上げる。10回繰り返す

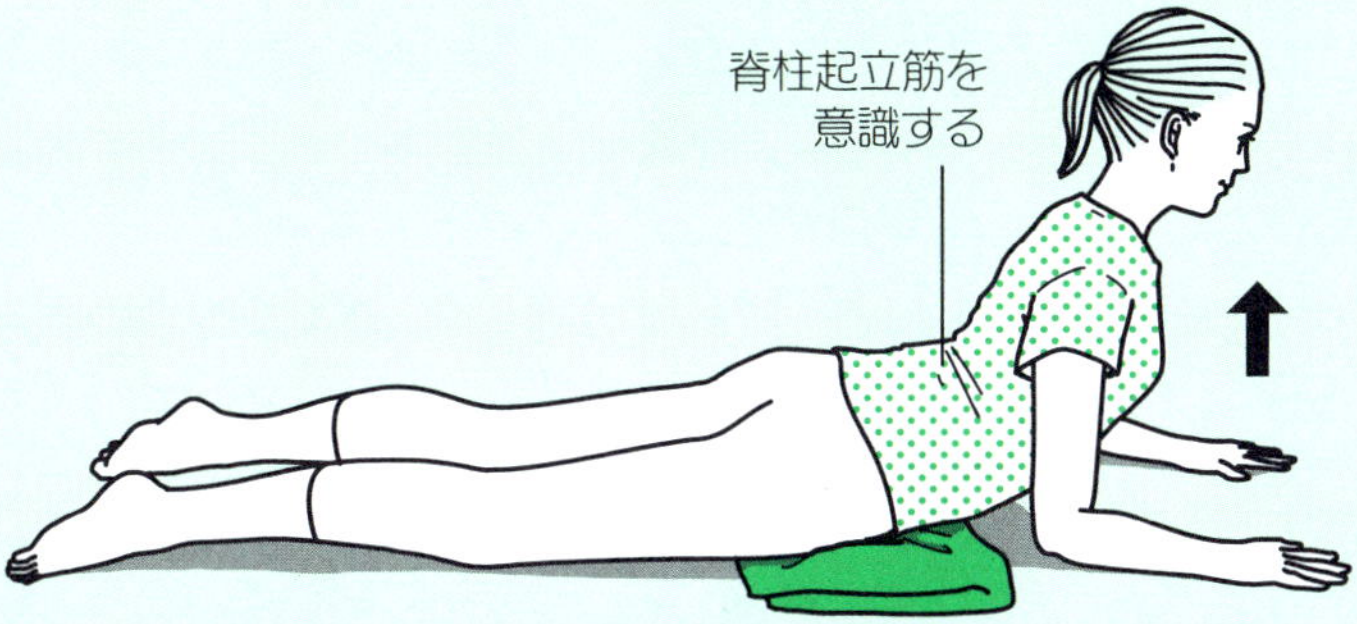

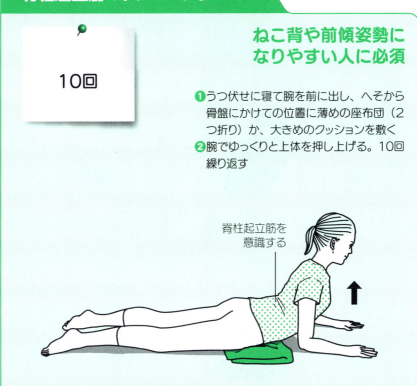

POINT!

腰への負担軽減のため必ず座布団でフォローして

上体を起こすときに脊柱起立筋を伸ばすように意識します。腰部への負担が心配なので必ず座布団を下に敷いてフォローしてください。ギックリ腰を頻繁に起こす人は、医師に相談してから始めましょう。

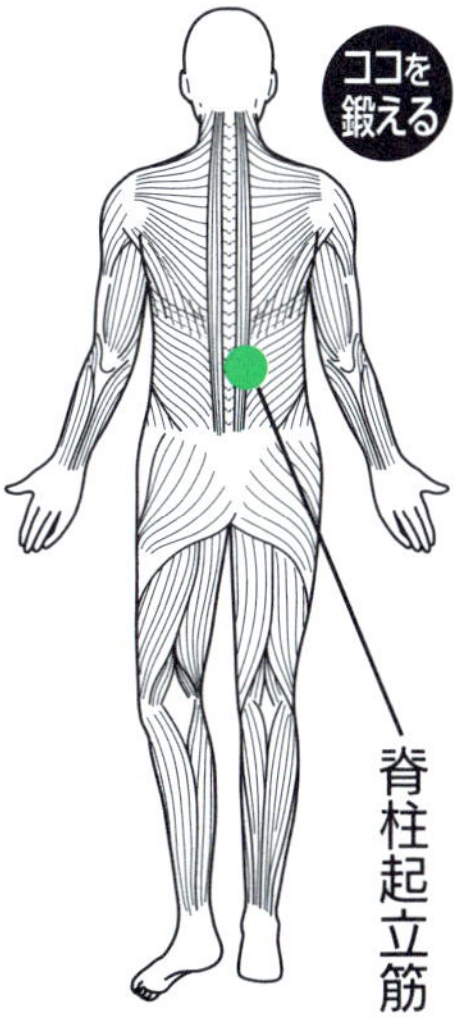

腹直筋のトレーニング

歩き方や歩くときの姿勢が悪い人の腰痛にオススメ

10回

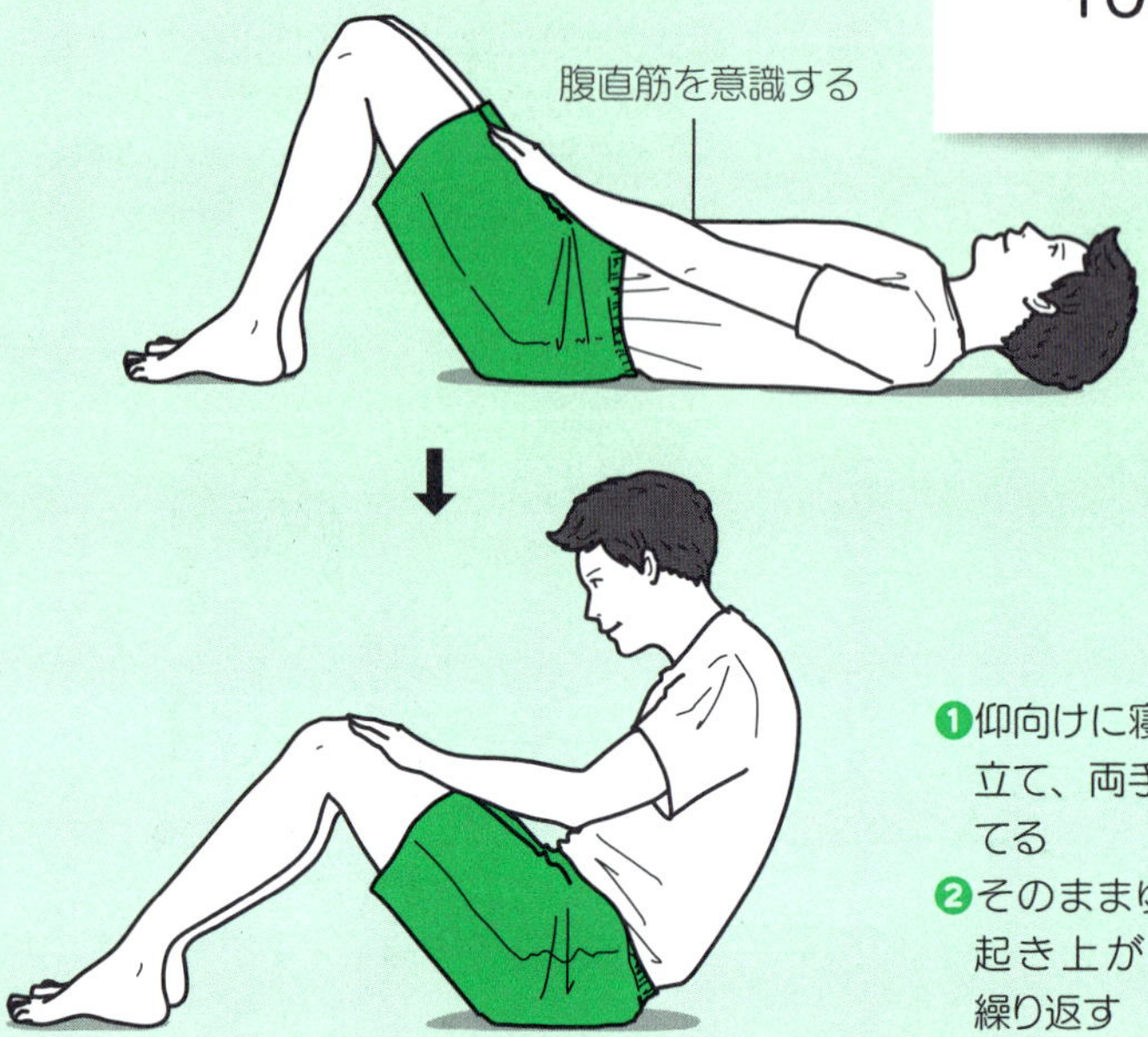

❶仰向けに寝て両膝を立て、両手を足に当てる
❷そのままゆっくりと起き上がる。10回繰り返す

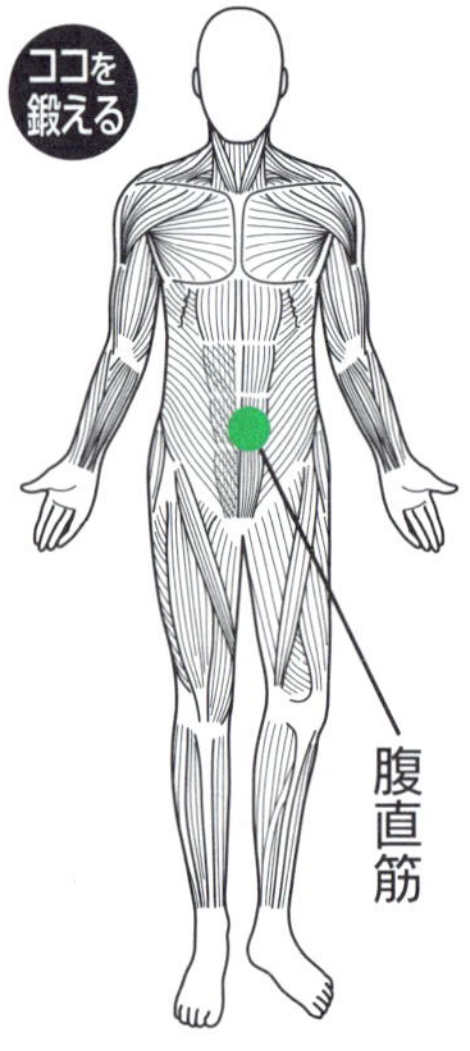

POINT!

上体は無理をしないで自分で起き上がれるところまで

腹直筋を鍛える運動の中でも手を足につけて上体を起こすのは、腰への負荷が最も少ないトレーニング法です。必ず膝を曲げて行い、上体は完全に起こす必要はなく、無理をしないで自分が起き上がれるところまででよいです。

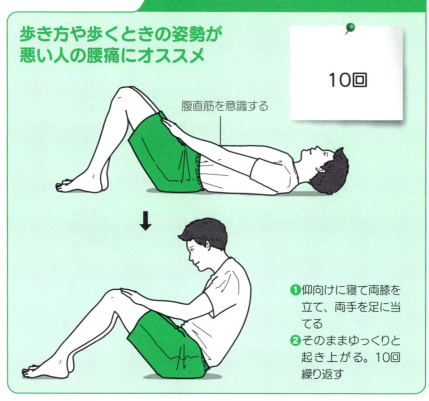

大臀筋のトレーニング

日頃運動不足や歩行不足の人の腰痛にオススメ

10回 × 左右

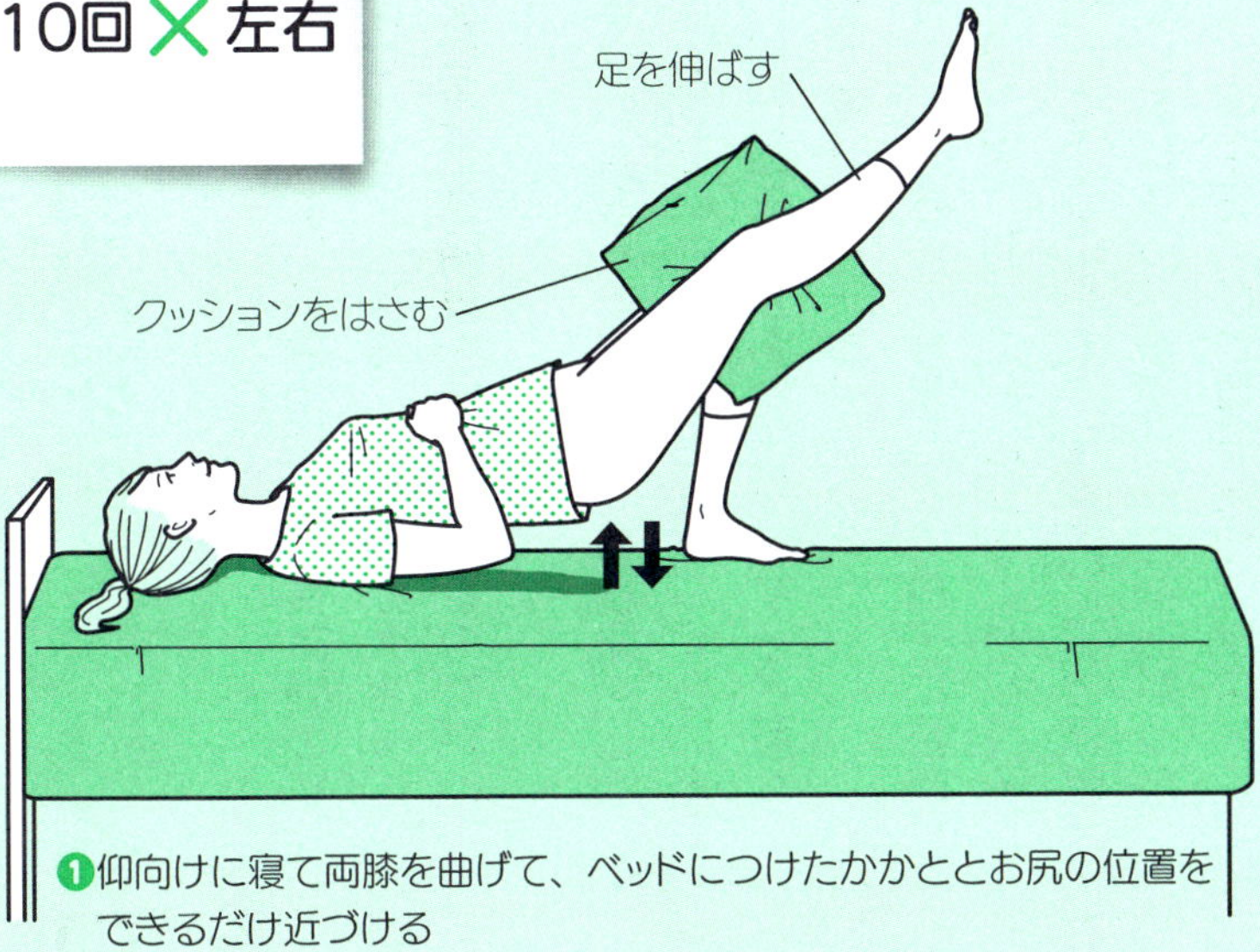

足を伸ばす
クッションをはさむ

❶仰向けに寝て両膝を曲げて、ベッドにつけたかかととお尻の位置をできるだけ近づける

❷膝と膝の間にクッション（10㎝程度の厚さ）をはさんでから片方の足を上げ、お尻をゆっくり上げ下げする。左右10回繰り返す

POINT!

腕の力で上げ下げしないように気をつけましょう！

ベッドにつくほうの足のかかとは、できるだけお尻の位置に近づけ、もう片方の足は膝を伸ばして、大臀筋を意識しながら持ち上げます。クッションは、バスタオルを10㎝くらいの厚さにたたんで代用してもOK。

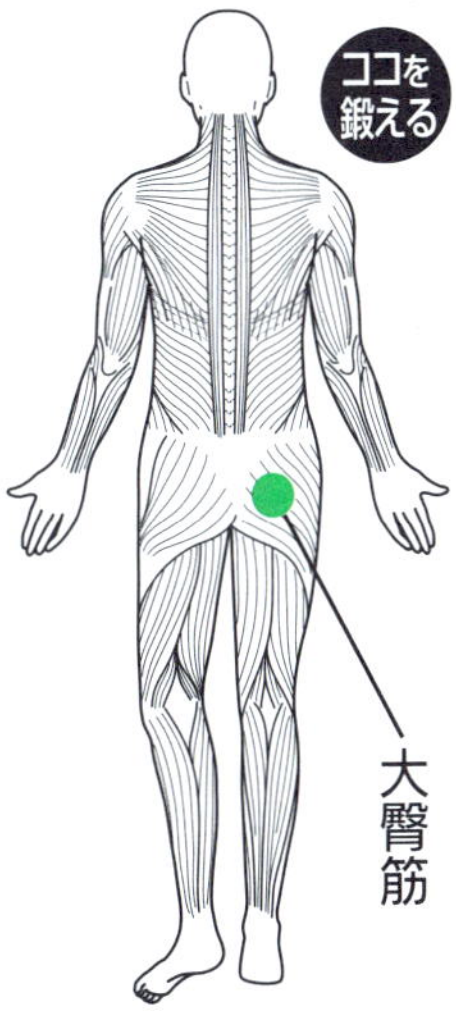

ココを鍛える
大臀筋

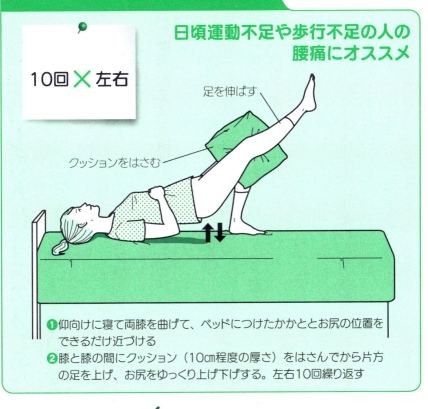

腰痛持ちの人にオススメしたい！腰の痛みを和らげる日常動作

腰痛が起きている最中には、長時間の立ちっぱなしや正座は腰への負担が大きく、腰痛を悪化させ痛みを増幅させるので避けてください。

法事や会食などでどうしても正座をしなくてはいけないときは、お尻とふくらはぎの間に座布団をはさんで正座をすると腰への負担が軽減されます。

腰が痛いときに、仕事などで椅子に長時間座る場合は、30分ごとに立ち上がり椅子から離れるようにして、定期的に腰の緊張をほぐしましょう。椅子から立ち上がったときに、両手を上げて背筋を伸ばすストレッチをするのもおすすめです。

長時間、運転をする場合も1〜2時間おきに車を止め、車外に出て背筋を伸ばすストレッチをして腰痛を予防しましょう。

腰のためには重たい荷物や大荷物を持つのは避けたいものですが、「どうしても」のときには荷物は両手にわけて持ってください。同じ重さの荷物でも両手にわけて持つと背筋の収縮が少なくすみ、腰にかかる負荷が片手持ちの3分の1になります。

腰痛の人が最も気をつけたいのが、下に置いた荷物を持ち上げるとき。中腰は禁物です。腰をきちんと落として、膝の屈伸を利用して荷物を持ち上げましょう。このほうが、腰椎にかかる負荷が中腰の場合の2

分の1ですみ、ギックリ腰も予防できます。

ちなみにギックリ腰が起きたときは、膝の下にクッションなどを置いて仰向けに寝るか、膝を曲げて横向きに寝ると痛みが軽減するでしょう。痛みが激しい間は安静にし、痛みが治まったら医師の診断を受けるようにします。

次にトレーニングで腰の痛みから解放されたSさん（40代・男性）の実例を紹介します。

長年繰り返していた腰痛が歩行と筋力トレーニングで解消

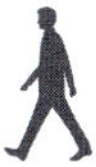

Sさんは、長時間の座りっぱなしの仕事と運動不足が重なって、8年ほど前から慢性の腰痛を繰り返していました。

腰が痛くなるたびにマッサージや整体に通い、痛みをなんとかやり過ごしていたそうです。しかしある時期から、痛みがひどくなり腰痛が起きる頻度が高くなったので、来院されました。

Sさんは姿勢が悪く、一見してわかるねこ背だったため、姿勢を正すことから始めてもらいました。

そして座位の多い仕事や運動不足で大臀筋の筋力が弱っていることもわかったので、大臀筋を鍛えるトレーニング（75ページ）を実践してもらいました。

日常生活でも、なるべく車を使わずに自分の足で歩くことを実践してもらい、腰の痛みがひどいときには理学療法の干渉低周波の治療も受けてもらいました。

Sさんは毎日、時間を見つけては大臀筋のトレーニングを続けたおかげで、成果が着々と上がりました。トレーニングを始めて2ヵ月後には腰痛が解消。Sさんは、長年続いた腰の痛みから解放されたのです。

Section 3

膝痛を予防・解消する筋肉習慣

膝痛の原因筋肉は、「大腿四頭筋」「大内転筋」「大臀筋」の3つ。トレーニングで鍛えましょう。

9割は変形性膝関節症

膝痛の患者さんの約9割が、変形性《へんけいせい》膝関節症《しつかんせつしょう》です。膝の内側の軟骨《なんこつ》が磨り減って膝関節の変形が進み、時間の経過とともに痛みが強くなる症状です。

そもそも膝関節の変形と痛みは、関節の機能を保持している軟骨や靭帯《じんたい》の働きが、老化や運動不足などで低下したときに起きます。

それに加えて運動や仕事で膝に負荷がかかることで膝を支える筋肉がダメージを受け、筋力が低下することでも変形性膝関節症が起こるのです。変形性膝関節症の発症には全身の筋肉のなかでも脚筋の大腿四頭筋と大内転筋、臀筋の大臀筋の筋力低下が大きく関わっています。

1つ目の大腿四頭筋は、太ももの前面にある筋肉で、衝撃から膝関節を守ります。ここが弱くなってくると膝関節が受ける衝撃が強くなり、膝痛になります。また年齢とともに、大腿四頭筋の内側の筋肉が弱くなり、膝関節が不安定になることも膝痛の原因になります。

2つ目の大内転筋は内ももにある、膝を伸ばして歩くときに使う筋肉です。膝を曲げて歩く癖がついてしまうと、大内転筋が衰えてしまって膝痛の原因になります。

3つ目の大臀筋は、大腿四頭筋や大内転筋など脚筋が弱ると代わって膝関節を動かす原動力となります。大臀筋が衰えると、膝関節を動かす力が不足して膝痛が進行しやすくなるでしょう。

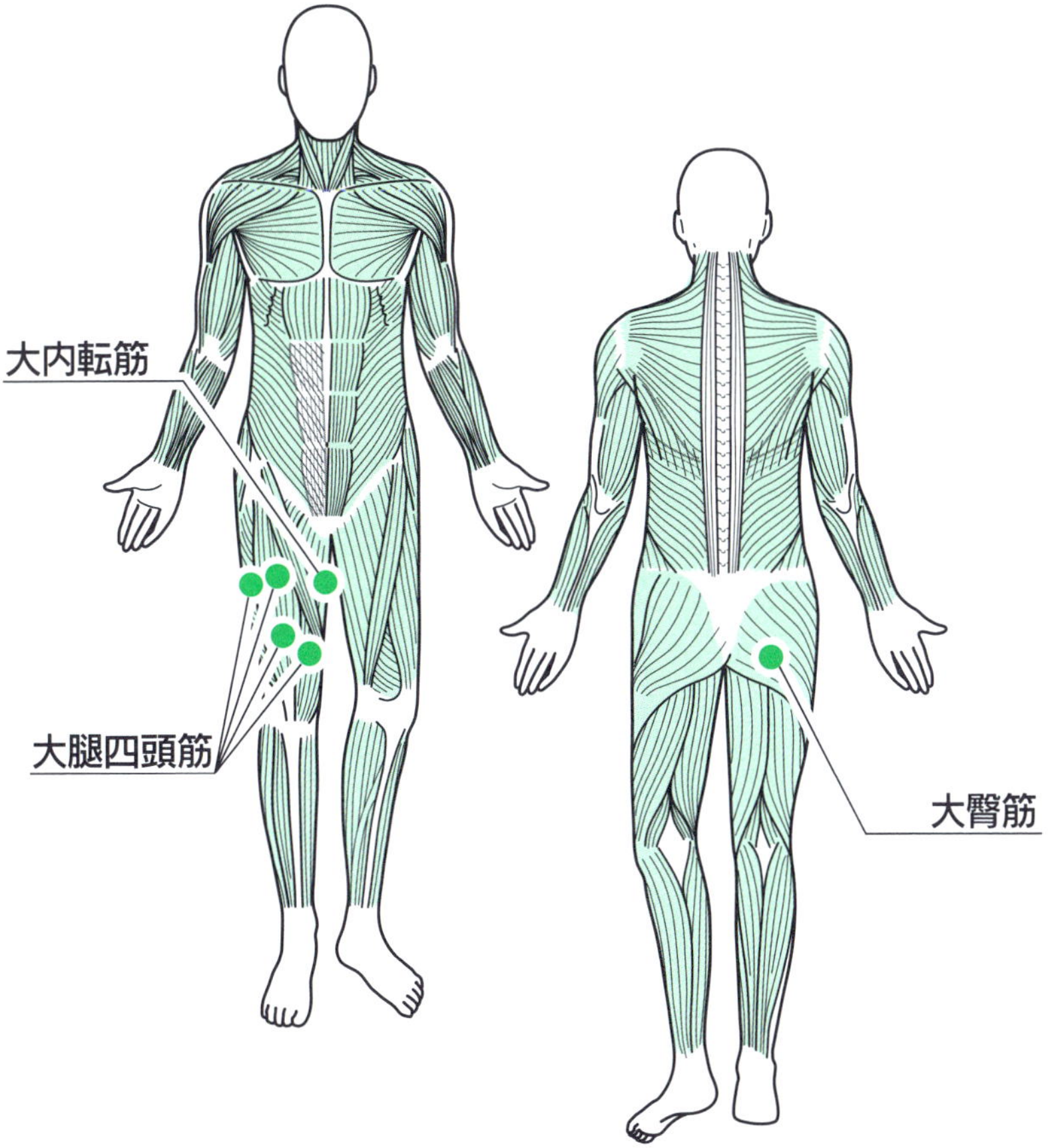

変形性膝関節症の進行

	初　期	中　期	後　期
痛みの強さ	通常の生活ができる。歩き出そうとすると少し痛みがあるが、すぐに消える。	自分の身の回りのことは何とかできるが痛みが強い、または続く。痛くて正座ができない。	自分の身の回りのことがほとんどできない。非常に強い痛みで普通に歩けない状態。
膝に出る症状	・立ち上がり、階段の上り下りのときに膝が重い。 ・朝起きたときに膝がこわばる。	・膝がまっすぐに伸びない。 ・膝に腫れがあり、水がたまる。	・膝関節がグラグラし、膝全体が大きくなる。

Section 4

膝痛を予防・解消する

筋力トレーニング

放置しておくと、どんどん進行する変形性膝関節症。
初期からトレーニングをしましょう。

3つのトレーニングで膝がラクになり進行を予防

変形性膝関節症の人は、日によって痛みが強くなる時期と、まったく痛みがない時期を繰り返すことが多いでしょう。

いつもの痛みだったり、気にならない程度の痛みがあるときは痛みを軽減させるために、1大腿四頭筋のトレーニング、2大臀筋のトレーニング、3大内転筋のトレーニングの順番で行ってください。

半月板損傷や膝靭帯損傷などの治療をして痛みが引いた後も、この順番でトレーニングをするとリハビリテーションに効果的です。

また膝の痛みがしばらくなくて、落ち着いているときは予防のために、2大臀筋のトレーニング、3大内転筋のトレーニング、1大腿四頭筋のトレーニングの順番で行ってください。

多忙で3つすべてできないときは、3大内転筋のトレーニングだけでも続けてください。

痛みが強いときや、膝に水がたまっているときは無理にトレーニングを行わず、膝をしっかり伸ばして歩き、大腿四頭筋に筋力をつけるようにしてください。

膝に水がたまる頻度が減少していきます。

膝痛のトレーニングの前後に、股関節を伸ばすストレッチをすることもおすすめします。その際は26ページの股関節から下の足をだらんとベッドの端から下ろす「ベッド・ストレッチ」を行ってください。

1 大腿四頭筋のトレーニング

5回

膝痛で歩くのが遅い人にオススメ

❶顔を正面に向けてまっすぐな姿勢で立つ
❷姿勢を維持したまま膝の曲げ伸ばしを、5回繰り返す

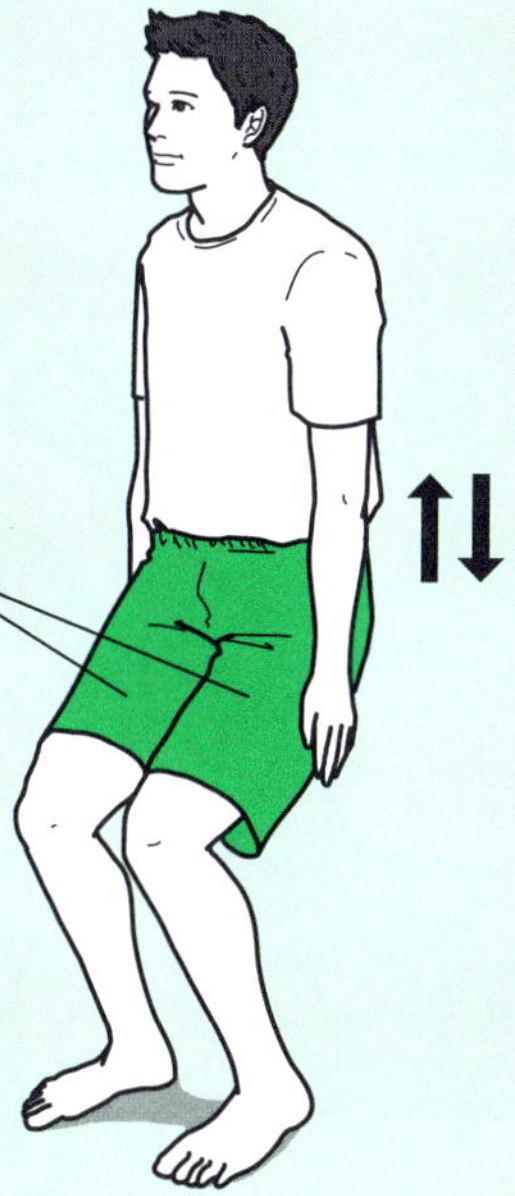
大腿四頭筋を
意識する

POINT!

腰を深く落とさず、ゆっくりしたリズムで繰り返す

膝を曲げたときに、大腿四頭筋が伸びるのを意識します。膝を曲げるときは腰を深く落とさないこと、伸ばすときには反動をつけずに行うことにも注意してください。ゆっくりしたリズムで膝を曲げ伸ばししましょう。

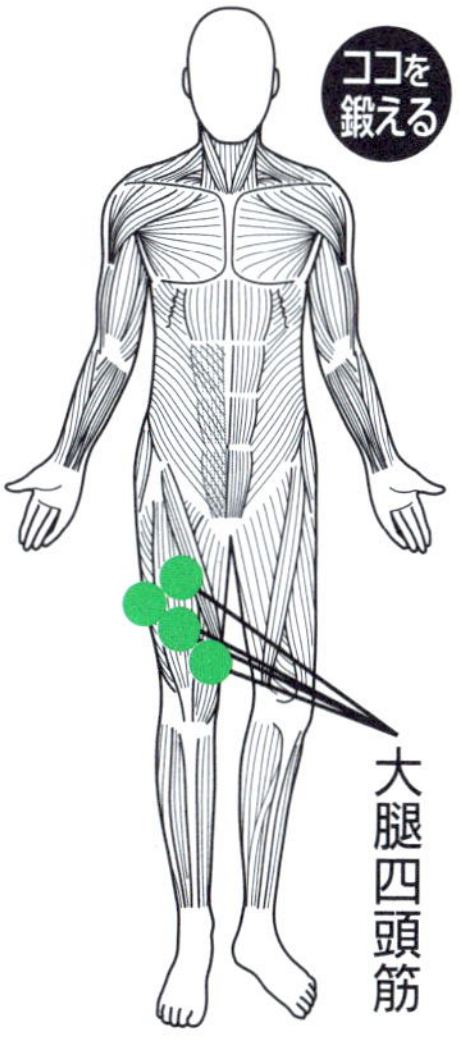
ココを
鍛える
大腿四頭筋

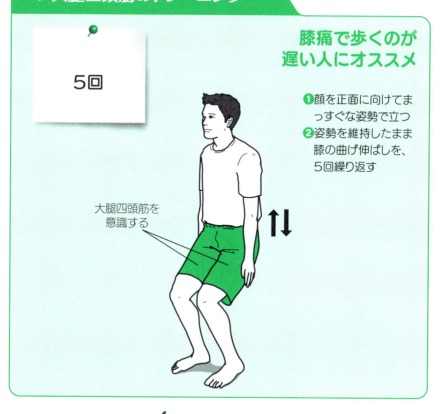

2 大臀筋のトレーニング

前に進む推進力や、重心のとり方が安定する

10回 × 左右

❶仰向けに寝て両膝を曲げて、ベッドにつけたかかととお尻の位置をできるだけ近づける
❷膝と膝の間にクッション（10㎝程度の厚さ）をはさんでから片方の足を上げ、お尻をゆっくり上げ下げする。左右10回繰り返す

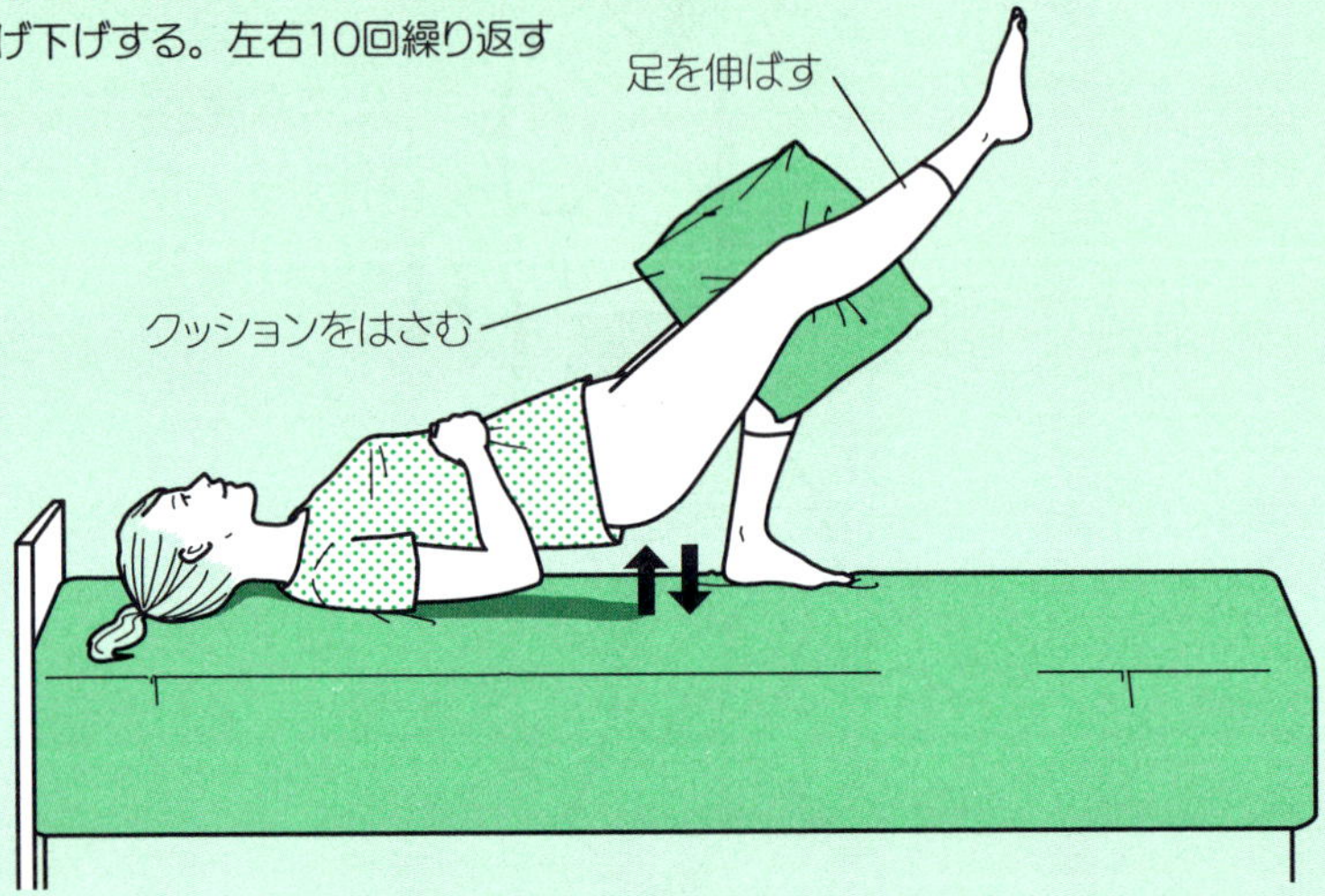

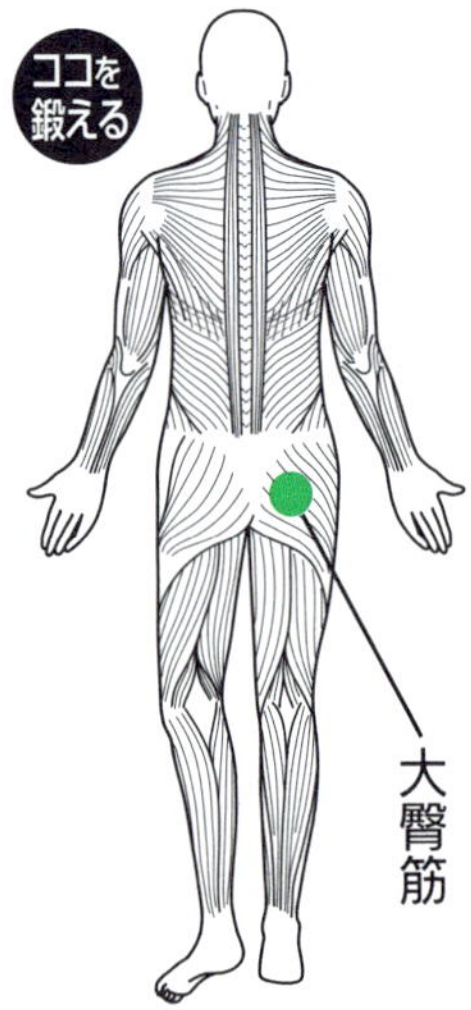

POINT!

腕ではなく大臀筋を使ってお尻を上げ下げ

ベッドにつくほうの足のかかとは、できるだけお尻の位置に近づけます。お尻を上げ下げするときは膝を伸ばし、腕ではなく大臀筋に力を入れましょう。クッションは、バスタオルを10㎝くらいの厚さにたたんで代用してもOK。

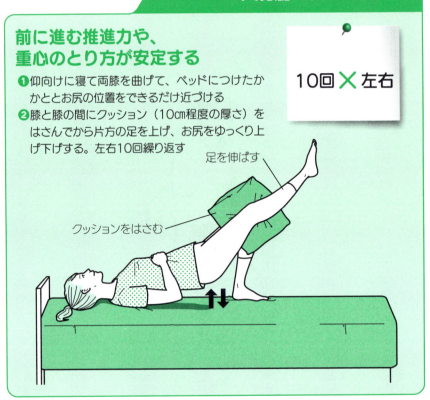

3 大内転筋のトレーニング

5回

歩く姿勢と歩行バランスがよくなる

❶立って足を開き、膝頭のあたりにクッションをはさむ
❷内ももに力を入れて3秒キープ。5回繰り返す

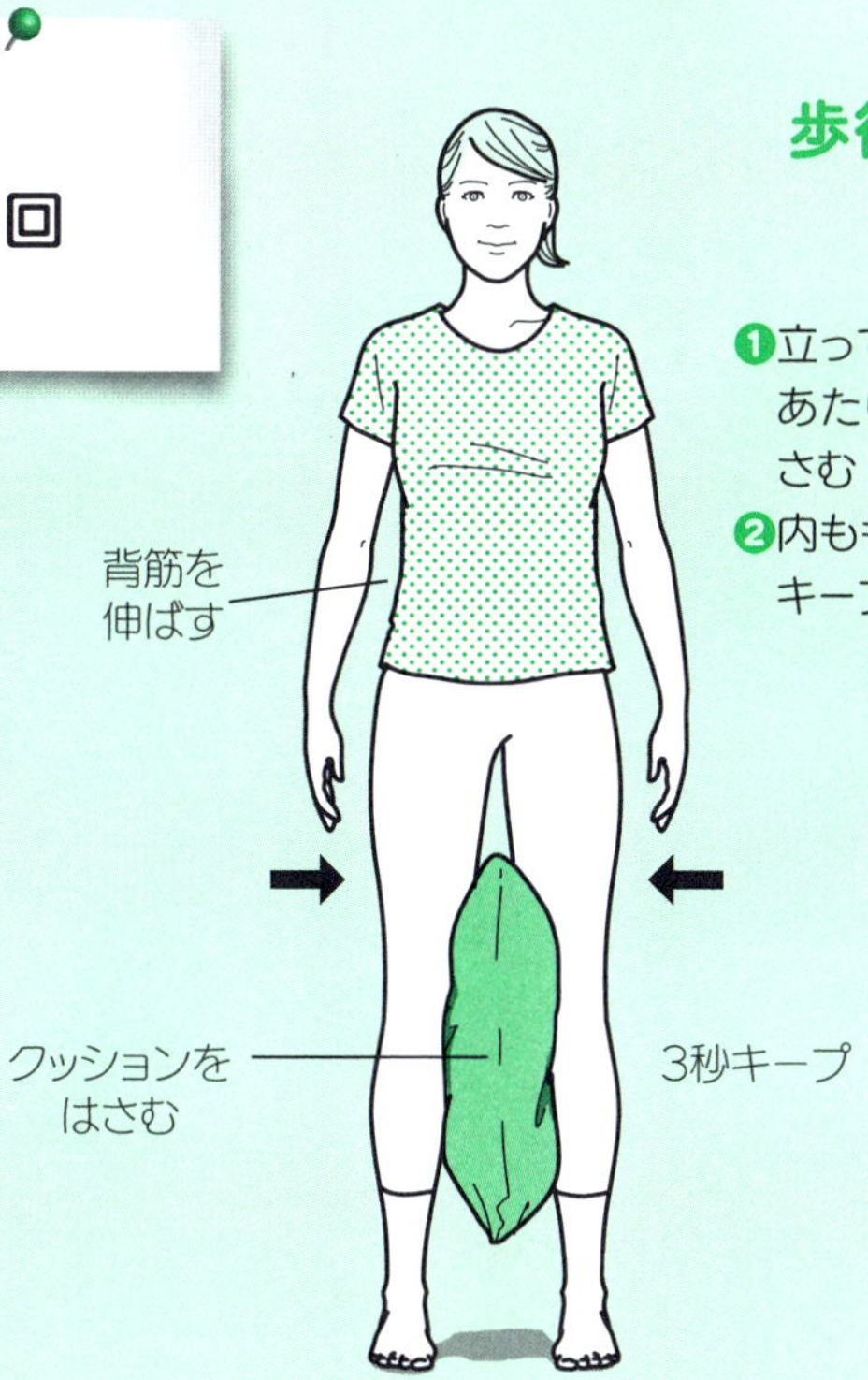
背筋を
伸ばす
クッションを
はさむ
3秒キープ

POINT!

クッションをはさんだとき膝頭が外に向かないように

背筋を伸ばして立つことと、クッションをはさんだときに膝頭が外を向かないように注意しましょう。このトレーニングを行ってみて腰や膝が痛くなる人は、仰向けに寝て同様に行ってください。

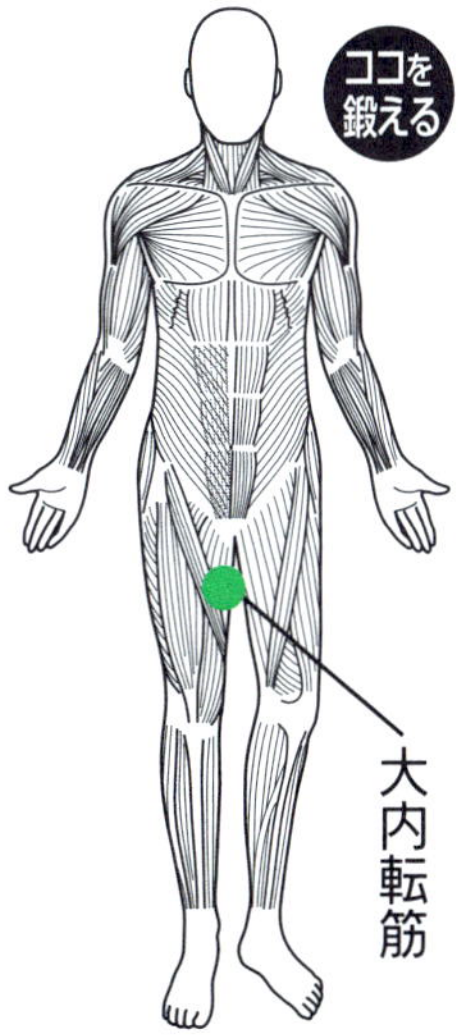
ココを
鍛える
大内転筋

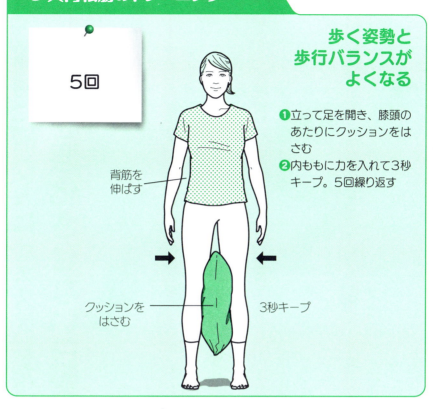

膝痛に悩む人にオススメしたい！
膝痛を悪化させない日常動作

腰痛のある人以上に、膝痛のある人が避けたいのが正座です。

そもそも正座は、膝が究極の屈曲状態になっているところに、全体重をのせることになり、膝痛の人の膝関節には負担がかかり過ぎます。膝の痛みが増幅するだけでなく、膝関節や膝関節周辺の筋肉への再ダメージになると思ってください。

また膝の痛みが続いているときに、膝を曲げて立っていると痛みが増幅します。膝を伸ばして、足の裏の指の腹をしっかり地面につけて立ちましょう。

膝が痛いからと、歩くのを避けるのも逆効果です。歩かないことで脚筋や臀筋が使われず、それがさらなる膝痛の原因になってしまいます。

ただし、歩くときは膝を伸ばして歩くことが条件です。肥満で膝痛がある人は、まず体重を落としてから歩くようにしましょう。

また階段の上り下りでは、膝が痛くない足から上るようにし、下りるときは痛いほうの足から下りるようにします。膝を伸ばして下りるようにすると、膝関節にかかる負荷が減ります。

膝痛の人が、椅子に浅く腰かけるのは膝のダメージになります。膝の角度が90度になるように深く腰かけると、膝への負担が軽減します。

次に年齢を無視したハードなトレーニングで膝を痛め、年齢に合った正しいトレーニングで膝の痛みが改善したAさん（50代・女性）の実例を紹介します。

間違ったトレーニングで傷めた膝が改善しました

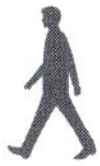

Aさんは、中高年の国際スポーツ大会・世界マスターズに何度も出場している熟年スイマーです。

水泳でのキック力をつけるために、足に重りをつけて膝を伸ばすという、ハードなトレーニングを始めました。その結果、それまで問題のなかった膝にたびたび水がたまるようになり、膝痛を繰り返すようになったといいます。

Aさんが行ったハードなトレーニングは、足の外側広筋を強化するものです。これは若いスイマーには有効なトレーニング法ですが、50代のAさんが行うには鍛える筋肉も強度も適さなかったのです。Aさんに限らず、年齢を無視したトレーニングを続けた結果、膝痛や腰痛になっている人は決して少なくありません。

早速、ハードなトレーニングを中止してもらい、当院の膝痛改善のトレーニングの中から、中高年以降に最適な大内転筋のトレーニングを自宅で毎日、行ってもらいました。

ハードなトレーニングを中止したことと、足の内側の筋肉である大内転筋を無理なく鍛えたことが相乗効果を生み、わずか2週間後には膝痛が解消しました。

その後、Aさんの膝に水がたまることもなくなり、元気に選手生活を続けることができました。

Column

腰痛や膝痛の人でも腹筋がつく「うつ伏せ寝」

15～30分くらいの間「うつ伏せ寝」を行うと腰や膝を伸ばすストレッチになり、腰痛や膝痛の予防に役立ちます。

もともと腰痛は、腹筋の衰えからその拮抗筋《きっこうきん》である背筋が衰えて起きることが少なくありません。さらには腰痛で反り返った姿勢になると、その姿勢の崩れが膝痛の原因にもなるのです。

「うつ伏せ寝」をすると身体の前面が伸びて、衰えて縮んだ腹筋を伸ばすことになります。腰や膝を痛めるので腹筋の筋トレができない人にとっては、安全で最良のトレーニングになります。

腰痛や膝痛の人が「うつ伏せ寝」を繰り返すと、曲がった腰や膝を伸ばすトレーニングにもなるでしょう。

その他にも、「うつ伏せ寝」には排便作用や深い呼吸を促す作用、脳の活性作用やストレス解消作用が期待できます。リラックス効果もあるため、就寝前にやるのが特におすすめです。

「1日1回、敷物か布団の上で15～30分うつ伏せに寝る」だけで腹筋が鍛えられ、腰痛、膝痛の予防や他の健康効果も期待できるのですから、これほど楽なことはありません。試してみる価値あり！　でしょう。

Chapter
4

歩行寿命を延ばす靴の選び方

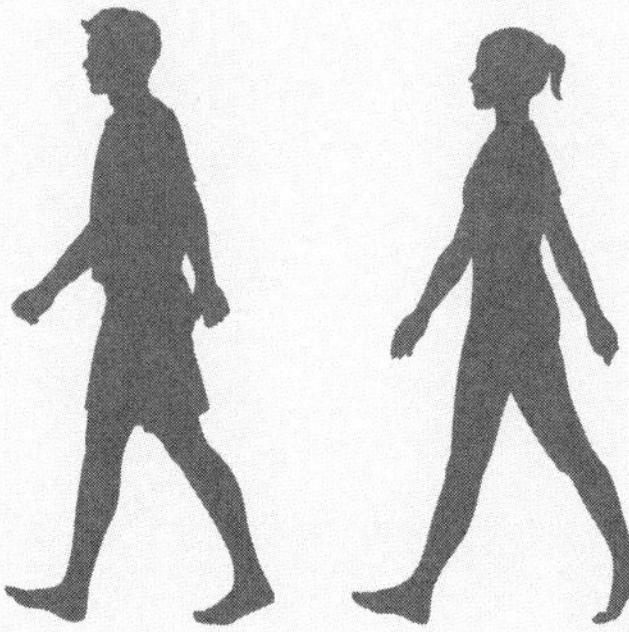

靴が原因で起きる足のトラブルは
歩くと疲れる、姿勢が悪くなる、慢性の痛みが出るなど
将来の歩行寿命を大きく左右します。
健康に歩くための中敷きや靴の選び方を紹介します。

歩行や姿勢維持の妨げになっている靴が原因の足のトラブルが起きる理由

　人間が直立二足歩行を獲得した後、最初に履いたのはサンダルや草履など足の甲を覆わない「開放性の履物」です。

　その次に足の甲を包みこむ「閉鎖性の履物」である、靴を履くようになりました。この時点から、私たちはさまざまな足のトラブルを抱えるようになったのです。

　靴擦れによる足の痛みや足の皮がむける、爪が黒ずむ、かかとや足裏が痛む、足がむくむ等々。また靴の影響で外反母趾《がいはんぼし》や陥入《かんにゅう》爪《そう》など、指や爪の変形も発生します。

　足のトラブルが続くと、かかとが地面を蹴る動きや重心移動がうまくいかず、歩行がスムーズにできなくなります。その結果、足裏のアーチがなくなる扁平足《へんぺいそく》や開張足《かいちょうそく》に。また、歩くと疲れやすくなったり、前傾姿勢など悪い姿勢になったり。そこから膝痛や腰痛になる場合も少なくないのです。

靴の選び方で歩行能力や歩行寿命が決まる

　足のトラブルの一番の原因は、靴先からかかとまでの長さの「サイズ」や横幅の「ウィズ」が自分の足と合わないことです。歩くとすぐに疲れ、つま先が靴先に当たって外反母趾になりやすいのです。

　特にウィズが広い靴は要注意。爪が黒くなったり、かかとや足の裏、くるぶしが痛

親指と小指のつけ根が横に広がる状態
・足指の筋力不足→支えられない
・横中足靭帯が伸びてバランスが低下
→たこ、うおのめ、足底筋膜炎
腰痛、膝痛の原因に

正常な足は
親指つけね
小指つけね
かかと
5本の指先
5点で支えている

んだりします。一見すると、先が細くなっている靴のほうが足に悪そうですが、靴の先が大きくて幅が広い靴のほうがよほど足のトラブルが起きやすいのです。

また、ウィズとサイズの問題に加え、つま先を持ち上げる「トウブレイク」、かかとを覆いサポートしている「カウンター」、足底を保護する「シャンク」も影響します。

つま先が硬すぎたり柔らか過ぎて、トウブレイクがしなやかに曲がらない靴は、足の爪が圧迫されて前進が妨げられます。

またカウンターがしっかりしていなかったり、シャンクがついていないと、歩行中の重心移動や、かかとの地面を蹴り出す動きがスムーズにできなくなります。

ですから、トウブレイク、カウンター、シャンクの状態を注意深くチェックするかしないかで、現在の歩行能力や将来の歩行寿命が大きく左右されるのです。

歩きやすい靴はここをチェック！

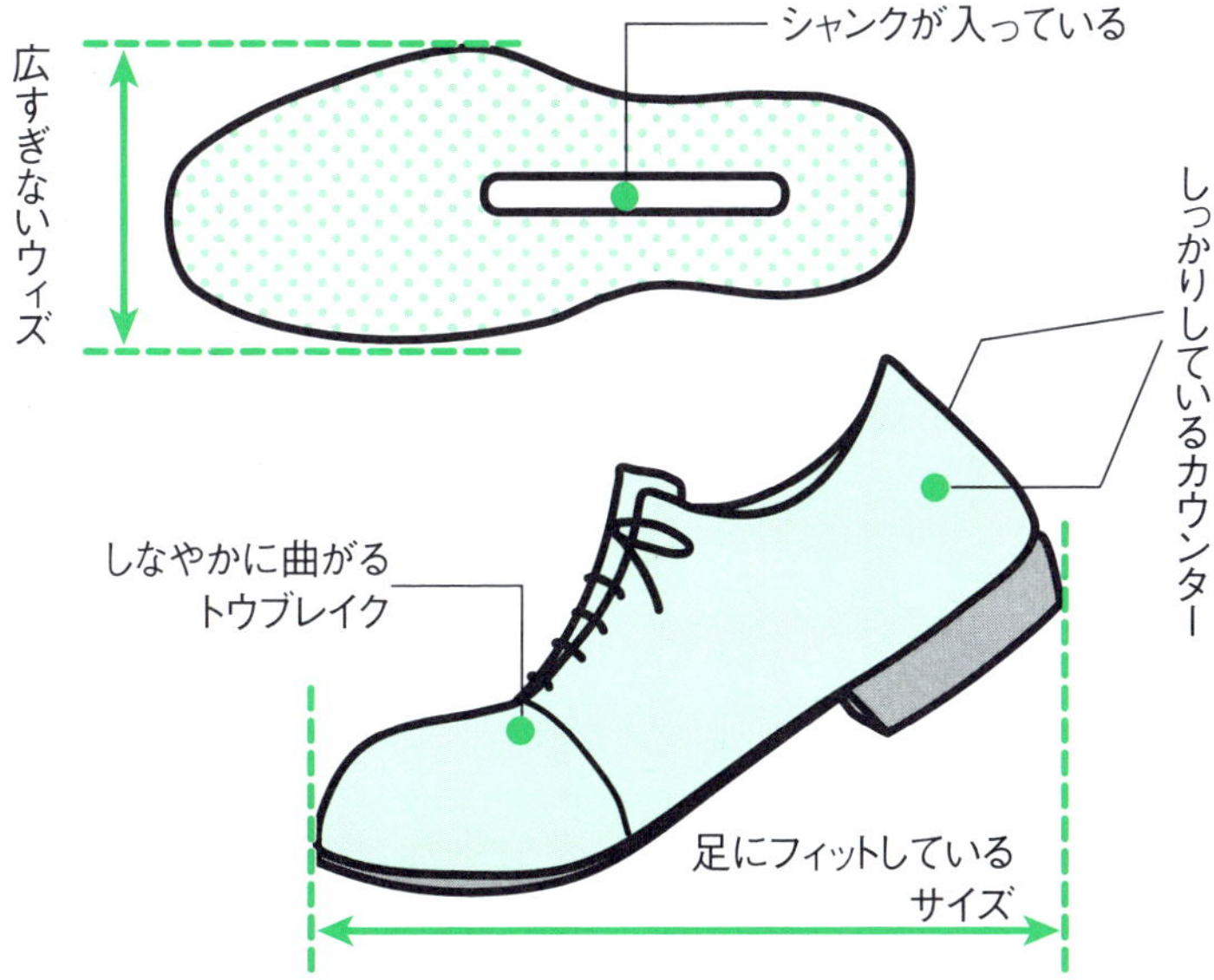

シャンクが入っている
広すぎないウィズ
しっかりしているカウンター
しなやかに曲がる
トウブレイク
足にフィットしている
サイズ

歩くとき、立つときの姿勢を支える！足の裏のアーチ対策として中敷きを活用

姿勢の維持に最も重要な足の部位は、「足の裏のアーチ」です。別名を「足底弓《そくていきゅう》」といい、「土踏まず」とも呼ばれています。

足の裏のアーチは、足首の長腓骨筋《ちょうひこつきん》と後《こう》脛骨筋《けいこつきん》の2つの筋肉がクロスして持ち上げることで維持されます。

立つときは、足の裏のアーチが足首経由で体重を支えます。また歩くときには、足の裏のアーチが重心の移動や蹴り出す動きを補助しているのです。運動時の衝撃を和らげるのも、足の裏のアーチの役目です。

加齢や歩行不足で足裏の筋肉が衰えるとアーチが下がります。足首の固定が不安定になり姿勢の維持が難しくなります。当然、体重を支えながら歩くことがきつくなり、重心の移動や蹴り出しがスムーズにできなくなって、歩くと疲れやすくなります。

また、足の裏のアーチが下がったことで、歩行の際に靴の中の足が衝撃を受けやすくなります。これが靴擦れやかかとの痛みなどの足のトラブルにつながり、腰痛や膝痛を起こしやすくなるでしょう。

数種類の素材でできた中敷きがおすすめ

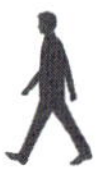

足の裏のアーチ対策として、活用したいのが靴の「中敷き」、インソールです。大きい靴を自分の足に合わせるために中敷き

を利用する人も多いのですが、ここでは足の裏のアーチを上げ、姿勢や歩行をサポートする中敷きの選び方を解説します。

内側の縦のアーチだけが高い中敷きは重心の移動を妨げたり、外くるぶしが外側にはみ出すので避けてください。

また、歩いているときは「あおり」と呼ばれる横方向の動きが生じ、足の裏のアーチが伸びたり縮んだりします。あおりの動きを妨げないために、適度に硬さのあるしなやかな中敷きを選ぶようにしましょう。1種類の素材より、つま先は軽い素材、シャンクは硬い素材と数種類の素材でできている中敷きがおすすめです。

中敷きを靴に入れて歩いてみて前より足首が安定していて、かかとの衝撃が少なくなっていれば、しなやかな中敷きの効果が発揮されています。

既製品の中から自分に合ったものを選ぶ方法と、スポーツ用品店やシューフィッターのいる店で専用の中敷きを作ってもらう方法があります。まだまだ数は少ないのですが、中敷きのアドバイスや調整をする医師や理学療法士のいる病院もあります。

オススメの中敷き

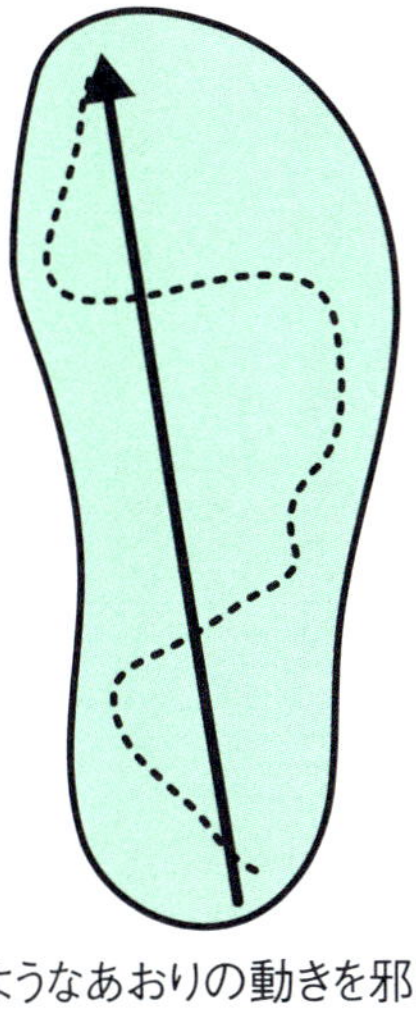

点線のようなあおりの動きを邪魔しない
複数の素材を使ったしなやかな中敷きを

理学療法士が指導する！
健康に歩くための靴の選び方

腰痛、膝痛、O脚、扁平足、陥入爪、転びやすいなどの症状別や歩行の悩み別に靴の選び方や中敷きの活用法をアドバイスします。

●腰痛の人に適した靴選び

腰痛の人は足首周囲の筋肉が弱っているために足首を十分に支えられなかったり、足の裏の筋肉が弱くなってアーチが下がっていたりすることが多いようです。その点を考慮して、かかとのカウンターと足底のシャンクがしっかりした靴を選ぶようにしてください。

腰痛の人で足首を支える機能が極端に低下している人は、中敷きを入れるようにしましょう。できれば腰痛の診療を受けている医師や理学療法士に相談してから、中敷きを使用するのがおすすめです。

またヒールの高い靴は腰に悪いのではないかと心配されますが、サイズやウィズが合った靴であれば、ヒールの高低はそれほど問題ではありません。

●膝痛の人に適した靴選び

膝痛の大半を占める変形性膝関節症の人は、とりわけ足の幅のウィズが合っていることが重要です。また、関節の構造が柔らかい人が多いので、カウンターが柔らかかい靴を履くと膝の痛みが助長されます。靴のデザインよりも、カウンターを手の指ではさんでしっかりしていることを確認してください。スニーカーもおすすめですが、ひもをしっかり結んで甲を固定して歩くようにしましょう。

膝関節の動きが制限されている膝痛の人は、ある程度ヒールがある靴がおすすめです。足をついたときにぐらつかないようにヒールの部分は広くて高過ぎないもの、甲を押さえるストラップがついている靴を選んでください。

●O脚の人に適した靴選び

O脚の人は歩くときに膝が伸びやすいように、できるだけ重くない靴を選んでください。

また膝を伸ばすためには、靴に中敷きを入れて足の裏のアーチをサポートするのもいいでしょう。

O脚の人はウィズが大きい靴を履いているとO脚がさらに進行します。私が勤務する病院のO脚の患者さんも長い間、自分の足よりウィズが大きい靴を履いていましたが、自分に合うウィズの靴を履くようになってからはO脚が改善していきました。

●扁平足の人に適した靴選び

足の裏のアーチのうち縦のアーチが低い扁平足の人は、足の指の動きを邪魔しない、草履や下駄などの開放性のある履物が最適です。しかし、草履や下駄で仕事には行けないので、甲の押さえが十分ある靴や、ひも付きの靴がおすすめです。ひも付きの靴は足の裏の横アーチも引き上げるため、横アーチが足りなくなっている開張足の人にもいいでしょう。

また扁平足の人は歩行時にかかとに衝撃

を受けやすいため、靴のサイズに適したかかとの部分を補強できる中敷きを入れることもおすすめします。

●外反母趾の人に適した靴選び

外反母趾の人の足を見ると、扁平足や開張足、足首が内側に傾いている人が多いです。ですから、外反母趾の人にいいといわれている幅の広い靴がすべての外反母趾に適しているわけではなく、逆効果になる場合もあるのです。

大切なのは、足の大きさに合っていることです。また甲の押さえがよく、靴底のカーブが極端ではないもので、靴の中で足がすべらないこともポイントです。

一時的に、足の親指の内側部分が腫れて強い痛みがあるときは硬い靴を避けてください。また腫れや痛みが治まるまでは例外として、幅の広い靴を履いてください。

靴の革が硬過ぎて指に当たって痛い場合は、靴の修理店で靴の横幅を広げるストレッチャーなどの機械で革を伸ばして柔らかくしてもらうといいでしょう。

●陥入爪の人に適した靴選び

爪の先端が指先の皮膚にくいこむ陥入爪。ひどくなると巻きこんだ爪に雑菌が増殖したり、傷を作って炎症を起こしたりすることもあります。

一般的には、靴の先が極端に細い靴を履くと陥入爪が発生するといわれています。だからといって、幅の広い靴を履けばいいというものではありません。

陥入爪の人も、自分の足のサイズとウィズに合った靴を選びます。さらに、歩いたときに爪が当たる部分がきつくなく、適度な余裕があるかどうかを細かく確認してください。

●転倒を防ぐ靴の選び方

足腰が弱ってくる年齢になったら、転倒のリスクを減らすためにも靴の選び方が重要です。

自分の足に合わない靴を履いていると転びやすくなり、足腰の障害や寝たきりにつながります。転倒予防の観点からも、すべりやすい靴底のものは避けてください。

一方で、膝が曲がったまま足の裏全体を使って歩く高齢者の場合は、足の実寸にプラス1㎝のサイズに余裕のある靴を選択するのが望ましいです。脱げないようにするためにもひもでしっかり固定できる靴を選ぶといいでしょう。

年齢に関係なく1日の中でも足の大きさは大きく変動するため、その意味でも足の幅に合わせてひもで調整できる靴が望ましいでしょう。

転倒予防になる靴

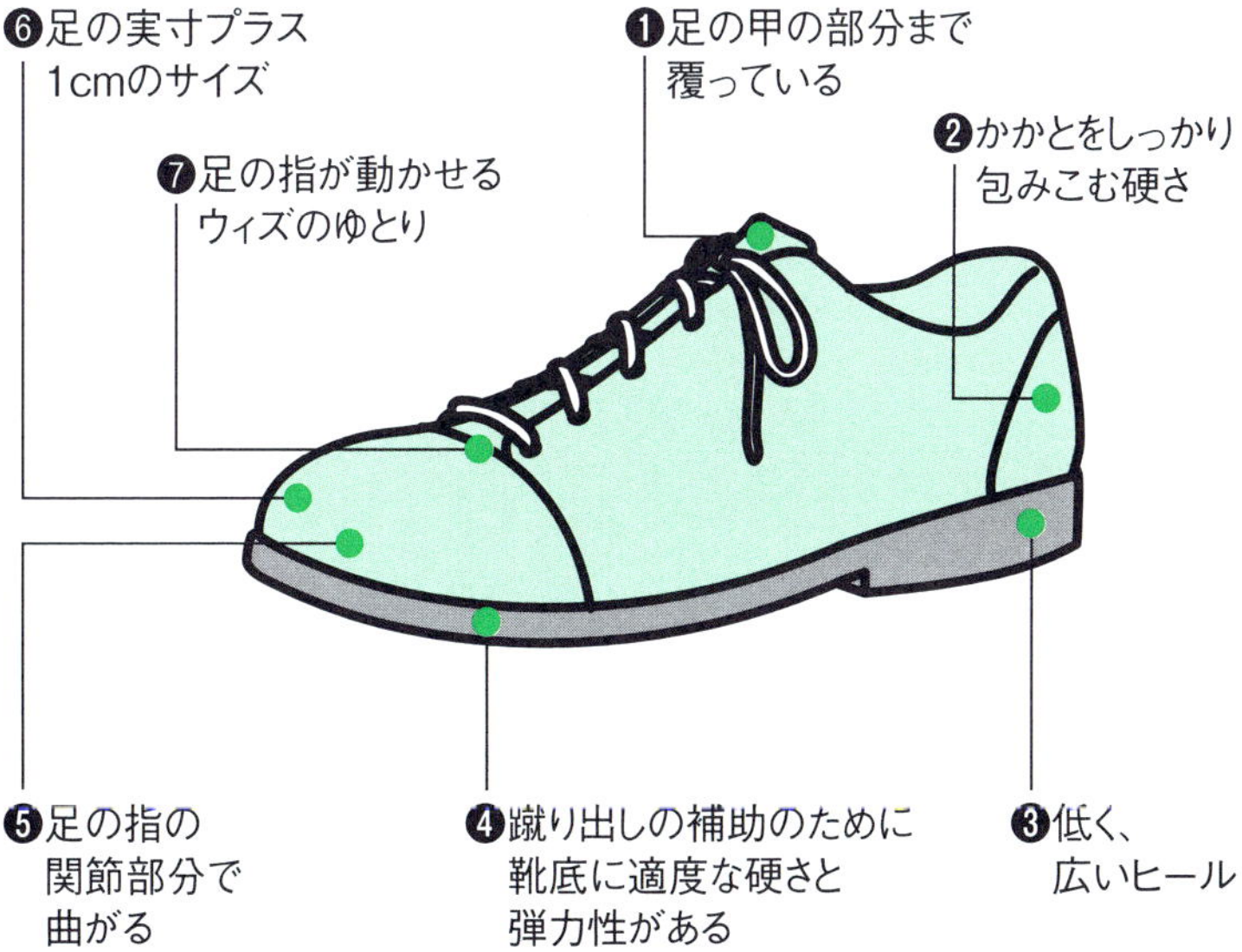
❶足の甲の部分まで覆っている
❷かかとをしっかり包みこむ硬さ
❸低く、広いヒール
❹蹴り出しの補助のために靴底に適度な硬さと弾力性がある
❺足の指の関節部分で曲がる
❻足の実寸プラス1cmのサイズ
❼足の指が動かせるウィズのゆとり

田中尚喜（たなか・なおき）

理学療法士（運動器専門理学療法士）。1987年、岩手リハビリテーション学院卒業後、89年、東京厚生年金病院（現・JCHO東京新宿メディカルセンター）リハビリテーション室勤務。現在はリハビリテーション士長。

編集／加賀田節子事務所
編集協力／新井史子
イラスト／二階堂ちはる
デザイン／幻冬舎デザイン室

※本書は、幻冬舎文庫『百歳まで歩く』(2007年11月刊)の内容を一部修正し、
最新情報を入れて改訂した図解版です。

図解　百歳まで歩く

2017年12月20日　第1刷発行

著　者　田中尚喜
発行者　見城 徹

発行所　株式会社 幻冬舎
〒151-0051　東京都渋谷区千駄ヶ谷4-9-7

電話　03(5411)6211(編集)
　　　03(5411)6222(営業)
振替　00120-8-767643
印刷・製本所　株式会社 光邦

検印廃止

ISBN978-4-344-03234-7　C0095
幻冬舎ホームページアドレス　http://www.gentosha.co.jp/

この本に関するご意見・ご感想をメールでお寄せいただく場合は、
comment@gentosha.co.jpまで。